Examens-Fragen
Gynäkologie
und Geburtshilfe

Zum Gegenstandskatalog 3

E. Kasperek und F. Schön

Mit 9 Abbildungen

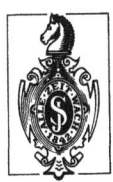

Springer-Verlag
Berlin Heidelberg New York 1979

Dr. Eduard Kasperek
Annastr. 5
8593 Tirschenreuth

Dr. Friedhelm Schön
Mintropstr. 49
4300 Essen-Werden

ISBN-13:978-3-540-09139-4   e-ISBN-13:978-3-642-67142-5
DOI: 10.1007/978-3-642-67142-5

Das Werk ist urheberrechtlich geschützt. Die dadurch begründeten Rechte, insbesondere die der Übersetzung, des Nachdruckes, der Funksendung, der Wiedergabe auf photomechanischem oder ähnlichem Wege und der Speicherung in Datenverarbeitungsanlagen bleiben, auch bei nur auszugsweiser Verwertung, vorbehalten. Bei Vervielfältigungen für gewerbliche Zwecke ist gemäß § 54 UrhG eine Vergütung an den Verlag zu zahlen, deren Höhe mit dem Verlag zu vereinbaren ist.

© by Springer-Verlag Berlin Heidelberg 1979.

Die Wiedergabe von Gebrauchsnamen, Handelsnamen, Warenbezeichnungen usw. in diesem Werk berechtigt auch ohne besondere Kennzeichnung nicht zu der Annahme, daß solche Namen im Sinne der Warenzeichen- und Markenschutz-Gesetzgebung als frei zu betrachten wären und daher von jedermann benutzt werden dürften.

Vorwort

Mit dieser Fragensammlung wird das Grundwissen der Gynäkologie und Geburtshilfe, gegliedert nach dem Gegenstandskatalog 3, abgefragt.

Die 500 Multiple-Choice-Fragen entsprechen den offiziellen Fragentypen des Institutes für medizinische und pharmazeutische Prüfungsfragen. Dem Studierenden im 2. klinischen Studienabschnitt wird somit die Möglichkeit gegeben, sein Wissen in diesem Gebiet adäquat zu überprüfen.

Hinlänglich bekannte Stärken und Schwächen des Gegenstandskataloges spiegeln sich in dem unterschiedlichen Fragenniveau wider. Es ist weder möglich, sämtliche 307 Lernziele des Gegenstandskataloges in Multiple-Choice-Fragen umzusetzen, noch diese Fragensammlung anstelle eines Lehrbuches zu verwenden.

Dem neueren Trend des Institutes für medizinische und pharmazeutische Prüfungsfragen zufolge wird anhand von 55 klinischen Fällen und 9 Abbildungen die Praxisrelevanz stärker berücksichtigt.

Für kritische Anregungen sind wir dankbar.

Tirschenreuth, Essen, September 1978   E. Kasperek
                                          F. Schön

Inhaltsverzeichnis

Hinweise für die Benutzung der Fragensammlung VII
Liste der Abkürzungen IX

1. Die geschlechtsspezifische Entwicklung der Frau und ihre Störungen 1
2. Familienplanung 35
3. Schwangerschaft und Risikoschwangerschaft 45
4. Schwangerschaftsvorsorge 81
5. Geburt und Risikogeburt 98
6. Wochenbett 124
7. Entzündungen der weiblichen Fortpflanzungsorgane 140
8. Geschwülste der weiblichen Fortpflanzungsorgane 157
9. Lage- und Haltungsveränderungen der Organe des kleinen Beckens 182

Antwortenschlüssel 188
Ausklapptafel

Hinweise für die Benutzung der Fragensammlung*

Zu jeder Aufgabe werden 5 mögliche Antworten A-E angeboten, von denen nur eine zutrifft. Jeder Kandidat soll in der Prüfung auch dann eine der 5 Antworten A-E ankreuzen, wenn er die richtige Lösung nicht kennt. In diesem Fall besteht immerhin die Chance 1:5, aus den vorgegebenen Antworten die richtige zu raten.

Fragentyp A = Einfachauswahl

Auf eine Frage oder unvollständige Aussage folgen 5 Antworten oder Ergänzungen, von denen eine einzige auszuwählen ist und zwar:
bei Typ A 1: die einzig richtige
bei Typ A 2: die beste von mehreren möglichen
bei Typ A 3: die einzig falsche
Typ A 1 ist der Grundtyp.
Wenn nach der "besten" oder einzig falschen Antwort gefragt wird, so geht dies aus dem Aufgabentext ausdrücklich hervor.

Fragentyp B = Aufgabengruppe mit gemeinsamem Antwortangebot (Zuordnung)

Jede Aufgabe besteht aus

a) einer beliebigen Anzahl von numerierten Begriffen, Fragen oder Aussagen (= Aufgabenliste = Liste 1)
b) 5 durch die Buchstaben A-E gekennzeichneten Antwortmöglichkeiten (= Liste 2).

Eine Fragengruppe enthält so viele - einzeln bewertete - Aufgaben, wie die Aufgabenliste Punkte hat.
Zu jeder numerierten Aufgabe ist die Antwort A-E auszuwählen, die für zutreffend gehalten wird. Jede Antwortmöglichkeit kann einmal, mehrmals oder überhaupt nicht als Lösung vorkommen.

Fragentyp C = kausale Verknüpfung

Dieser Aufgabentyp besteht aus zwei durch das Wort "weil" verknüpften Feststellungen.
Jede der beiden Feststellungen kann unabhängig von der anderen richtig oder falsch sein. Wenn sie beide richtig sind, kann die Verknüpfung durch "weil" richtig oder falsch sein.

---

*siehe auch Ausklapptafel am Ende des Buches

Bitte kreuzen Sie die Antwort A-E an, die nach Ihrer
Meinung die beiden Feststellungen und ihre Verknüpfung
richtig beurteilt:

Antwort	Feststellung 1	Feststellung 2	Verknüpfung
A	richtig	richtig	richtig
B	richtig	richtig	falsch
C	richtig	falsch	---
D	falsch	richtig	---
E	falsch	falsch	---

Fragentyp D = Antworten mit Aussagenkombinationen

Auf eine Frage oder unvollständige Aussage folgen
numerierte Begriffe oder Sätze, von denen einer oder
mehrere zutreffen können. Für jede Aufgabe nach Typ D
werden 5 Kombinationen der numerierten Aussagen vorgegeben.
Aus diesen mit den Buchstaben A-E gekennzeichneten Antworten wählen Sie bitte die Aussagenkombination aus, die
Sie für richtig halten.

Fragentyp E = Fragen mit Bildmaterial

Bei diesem Aufgabentyp enthalten die Aufgaben Bildmaterial (graphische Darstellungen, Tabellen, Röntgenbilder usw).
Die Aufgaben selbst können nach Typ A (= Einfachauswahl), Typ B (= Aufgabengruppe mit gemeinsamem Antwortangebot), Typ D (= Aussagenkombinationen) konstruiert
sein.

Fragentyp F = Aufgabengruppe mit Fallbeschreibung

Es wird eine charakteristische Fallbeschreibung gegeben.
Daran schließen sich Fragen - meist nach Typ A - an über

1. Benennung des vorliegenden Krankheitsbildes,
2. Angabe der sofort erforderlichen ärztlichen Maßnahmen,
3. Benennung von diagnostischen Maßnahmen, die zur definitiven Abklärung der Diagnose führen können,
4. Prognose des Krankheitsbildes.

Liste der Abkürzungen

aOBT	Abgestufter Ocytocin-Belastungstest
Bip	Biparietaler Durchmesser
BKS	Blutsenkungsgeschwindigkeit
CTG	Kardiotokographie
DHEA	Dehydroepiandrosteron
EKG	Elektrokardiogramm
E.T.	Entbindungstermin
EU	Extrauteringravidität
FSH	Follikelstimulierendes Hormon
Hb	Hämoglobin
HCG	Humanes Choriongonadotropin
HHL	Hinterhauptslage
HPL	Humanes Placentalactogen
I.E.	Internationale Einheiten
IUP	Intrauterinpessar
KBR	Komplement-Bindungsreaktion
LH	Luteotropes Hormon
L.R.	Letzte Regel
LWS	Lendenwirbelsäule
o.B.	Ohne Befund
OGTT	Oraler Glucose-Toleranztest
Op	Operation
p.c.	Post conceptionem
PE	Probeexcision
p.m.	Post menstuationem
p.p.	Post partum
QF	Querfinger
RB	Rippenbogen
RIA	Radioimmunoassay
RR	Blutdruck
Spm	Spikes per minute
SSW	Schwangerschaftswoche
StGB	Strafgesetzbuch
US	Ultraschall
WaR	Wassermannsche Reaktion
ZVD	Zentraler Venendruck

1. Die geschlechtsspezifische Entwicklung der Frau und ihre Störungen

1.001 1.1.1 Fragentyp D

Rudimente des Wolffschen Ganges bei der Frau sind

1) Ovula Nabothii
2) Epoopheron
3) Cowpersche Drüsen
4) Paroopheron
5) Gartnerscher Gang

Wählen Sie bitte die zutreffende Aussagenkombination.

A. Nur 1, 2 und 3 sind richtig
B. Nur 1 und 3 sind richtig
C. Nur 2, 4 und 5 sind richtig
D. Nur 2, 3 und 4 sind richtig
E. Nur 5 ist richtig

1.002 1.005
1.003
1.004   1.1.2   Fragentyp F

Eine Mutter stellt Ihnen ihre 14jährige Tochter in der
Praxis vor wegen bisher ausgebliebener Regelblutung. Das
Mädchen sei bisher nie ernsthaft krank gewesen, abge-
sehen von einem rechtsseitigen Leistenbruch, der vor
8 Jahren operiert worden ist.
Befund: 14jähriges schlankes Mädchen; Mammae gut entwickelt, Axillar- und Schambehaarung fehlen. Relativ
kurze Vagina, Portio fehlt; Uterus nicht palpabel.

1.002

Bei obiger Patientin liegt eine Vaginalplasie vor,

weil

bei einer Vaginalplasie Axillar- und Schambehaarung
fehlen und das Kerngeschlecht chromatinnegativ ist.

1.003

Welchen Befund dürfte die Chromosomenanalyse bei obiger
Patientin wahrscheinlich ergeben?

A. XO
B. XY
C. XX
D. XXY
E. XX oder XY

1.004

Welche Diagnose stellen Sie bei obiger Patientin?

A. Testiculäre Feminisierung
B. Turner-Syndrom
C. Vaginalplasie
D. Pubertas tarda
E. Pseudohermaphroditismus femininus

1.005

Mit Abschluß der Pubertät sollte obige Patientin über
ihr genetisches und gonadales Geschlecht aufgeklärt
werden,

weil

die Patientin steril und nicht cohabitationsfähig ist.

1.006
1.007
1.008 1.1.2 Fragentyp F

Ein 18jähriges Mädchen hat bisher noch keine Menstruation gehabt.
Bei der Inspektion fallen Ihnen auf: Größe 150 cm; Nackenhaar tief ansetzend, doppelseitiges Flügelfell am Hals, Schildbrust, Mammae nicht entwickelt, Pubesbehaarung spärlich. Bei der gynäkologischen Untersuchung fallen die kleinen, infantilen Schamlippen auf; die Vagina ist eng, der Uterus ist hypoplastisch, die Ovarien sind nicht sicher palpabel.

1.006

Welche differentialdiagnostischen Überlegungen treffen zu?

1) Für eine testiculäre Feminisierung spricht die fehlende Brustentwicklung.

2) Für eine Pubertas tarda spricht neben dem Alter der Patientin die primäre Amenorrhoe.

3) Gegen das Mayer-Küster-v. Rokitansky-Syndrom sprechen die vorhandene Vagina und der tastbare hypoplastische Uterus sowie der schwach ausgeprägte weibliche Habitus.

4) Für eine Ovarialhypoplasie sprechen die Retardierung der sekundären Geschlechtsmerkmale und die Amenorrhoe.

Wählen Sie bitte die zutreffende Aussagenkombination.

A. Nur 1 ist richtig

B. Nur 2 und 4 sind richtig

C. Nur 3 ist richtig

D. Nur 2, 3 und 4 sind richtig

E. Nur 1 und 4 sind richtig

1.007

Welche Befunde sind mit Ihrer Verdachtsdiagnose vereinbar?

1) Kleinwuchs
2) Primäre Amenorrhoe
3) Gonadotropine im Harn erhöht
4) FSH, LH im Plasma erhöht
5) Oestrogen im Serum erniedrigt

Wählen Sie bitte die zutreffende Aussagenkombination.

A. Nur 2, 3 und 5 sind richtig
B. Nur 1, 4 und 5 sind richtig
C. Nur 2, 3 und 4 sind richtig
D. Nur 1, 2 und 3 sind richtig
E. Alle Angaben sind richtig

1.008

Da obige Patientin über ihren Zustand beunruhigt ist, verordnen Sie ihr

A. ein Oestrogen-Gestagenpräparat zur cyclischen Einnahme
B. ein hochdosiertes Gestagenpräparat
C. Corticosteroide als Dauertherapie
D. eine Keilresektion der Ovarien
E. eine operative Entfernung der Gonaden

1.009   1.1.2   Fragentyp D

Das Kerngeschlecht kann bestimmt werden durch Nachweis

1) des Y-Chromosoms im Blutbild
2) des Philadelphia-Chromosoms
3) der Drumsticks in polymorphkernigen Leukocyten
4) des X-Chromosoms in Epithelzellen der Mundschleimhaut (Barr-Körper)

Wählen Sie bitte die zutreffende Aussagenkombination.

A. Nur 4 ist richtig
B. Nur 1 ist richtig
C. Nur 1, 3 und 4 sind richtig
D. Nur 1, 2 und 3 sind richtig
E. Alle Angaben sind richtig

1.010   1.1.2   Fragentyp C

Das Auftreten habitueller Aborte ist eine Indikation für eine Chromosomenanalyse der Eltern,

weil

Chromosomenaberationen in einem Teil der Fälle die Ursache für das Auftreten habitueller Aborte sind.

1.011   1.1.2   Fragentyp C

Bei der gonosomalen Monosomie 45/XO entwickelt sich ein weiblicher Phänotypus,

weil

beim männlichen Geschlecht die Differenzierung der äußeren und inneren Genitalien hormonabhängig ist.

1.012   1.1.2   Fragentyp A

Als "hairless women" bezeichnet man Individuen mit

A. einem Down-Syndrom
B. Hermaphroditismus verus
C. testiculärer Feminisierung
D. einem 45/XXY Karyotypus
E. Pseudohermaphroditismus femininus

1.013   1.2.2   Fragentyp A

"Molimina menstrualia" ohne Blutungen sind typisch für

A. eine Aplasie von Uterus und Vagina
B. eine Hymenalatresie
C. eine Pubertas praecox
D. eine testiculäre Feminisierung
E. keine der genannten

1.014   1.2.2   Fragentyp C

Bei Patientinnen mit einer Aplasie von Uterus und Vagina (Mayer-Küster-v. Rokitansky-Syndrom) sollte ein Pyelogramm angefertigt werden,

weil

beim Mayer-Küster-v. Rokitansky-Syndrom oft eine Mißbildung der Niere oder der ableitenden Harnwege vorliegt.

1.015 1.018
1.016
1.017   1.2.2   Fragentyp E

Ordnen Sie den Uterusmißbildungen der Liste 1 die jeweils richtige Skizze der Liste 2 zu.

Liste 1

1.015 Uterus biforis

1.016 Uterus arcuatus

1.017 Uterus bicornis unicollis

1.018 Uterus subseptus

Liste 2

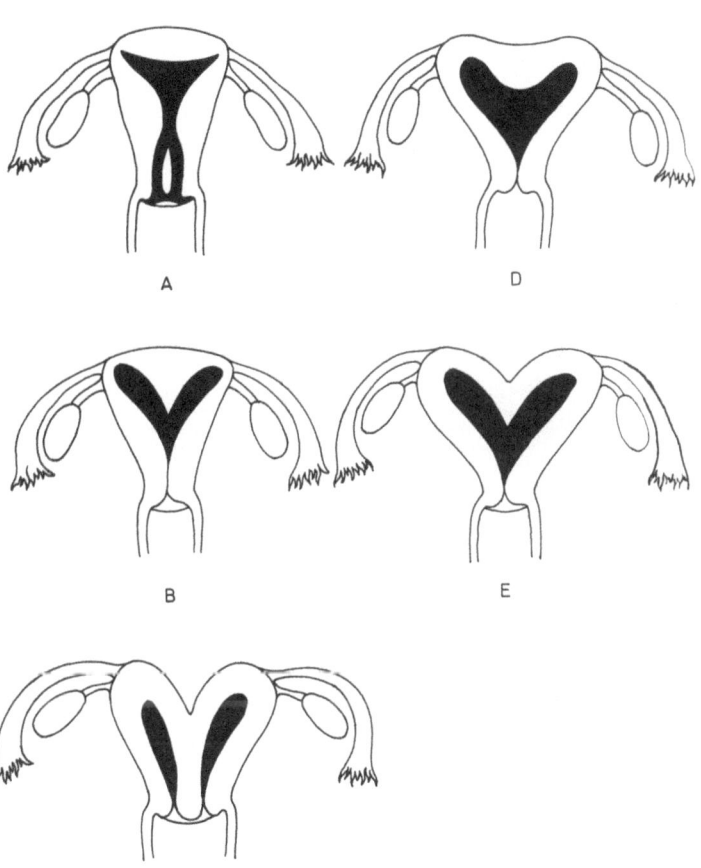

1.019   1.3.1   Fragentyp D

Welche Hormone haben eine gesicherte Corpus-luteum-erhaltende Wirkung?

1) HCG
2) HPL
3) FSH
4) LH
5) Prolactin

Wählen Sie bitte die zutreffende Aussagenkombination.

A. Nur 1, 3 und 4 sind richtig
B. Nur 1 und 4 sind richtig
C. Nur 2 und 4 sind richtig
D. Nur 1, 3, 4 und 5 sind richtig
E. Nur 3, 4 und 5 sind richtig

1.020   1.3.2   Fragentyp D

Die hypophysäre FSH-Inkretion

1) ist von Releasing-Faktoren unabhängig
2) ist bei androgenproduzierenden Tumoren supprimiert
3) nimmt in der Menopause stark ab
4) stimuliert die Follikelzellen der Frau und die Leydig-Zellen beim Mann

Wählen Sie bitte die zutreffende Aussagenkombination.

A. Nur 1 und 3 sind richtig
B. Nur 1, 2 und 4 sind richtig
C. Nur 2, 3 und 4 sind richtig
D. Nur 2 ist richtig
E. Alle Aussagen sind richtig

1.021   1.3.3   Fragentyp A

Welche Wirkung haben Oestrogene an den peripheren Erfolgsorganen nicht?

A. Sekretorische Transformation der Uterusschleimhaut
B. Vermehrung des Cervicalschleimes
C. Förderung der Motilität und des Wachstums des Uterus
D. Durchbruchsblutung bei regelmäßiger alleiniger Langzeitgabe
E. Erhöhung der Spinnbarkeit des Cervixschleimes

1.022   1.4.1   Fragentyp D

Welche Aussage über die Pubertät trifft zu?

1) Die Oestrogenbildung setzt in den Ovarien im 8.-9. Lebensjahr ein.
2) Die Telarche beginnt im 10.-11. Lebensjahr.
3) Der postpuberale Wachstumsschub setzt bei Mädchen zwischen dem 11. und 14. Lebensjahr ein.
4) Die Menarche beginnt normalerweise zwischen dem 11. und 15. Lebensjahr.
5) Die Breitenentwicklung des weiblichen Skelets wird vor allem durch Androgene stimuliert.

Wählen Sie bitte die zutreffende Aussagenkombination.

A. Nur 1 und 4 sind richtig
B. Nur 2, 3 und 5 sind richtig
C. Nur 1, 2 und 4 sind richtig
D. Nur 3 und 4 sind richtig
E. Alle Aussagen sind richtig

1.023   1.4.1   Fragentyp A

Unter Pubarche versteht man

A. das erste Auftreten von Schamhaaren
B. den Pubertätsbeginn
C. die erste Menstruation
D. den Anfang der Brustentwicklung
E. den Stimmbruch

1.024   1.4.3   Fragentyp D

Welche Ursachen kommen für eine Pubertas praecox in Frage?

1) Albright-Syndrom
2) Ullrich-Turner-Syndrom
3) Hypothyreose
4) Hormonbildender Tumor des Ovars
5) Exogene Zufuhr von Oestrogen

Wählen Sie bitte die zutreffende Aussagenkombination.

A. Nur 3, 4 und 5 sind richtig
B. Nur 2, 4 und 5 sind richtig
C. Nur 1 und 3 sind richtig
D. Nur 1, 3, 4 und 5 sind richtig
E. Alle Aussagen sind richtig

1.025   1.5.1   Fragentyp A

Zu den Oestrogeneffekten zählt <u>nicht</u> die

A. Erhöhung der Viscosität des Cervixschleimes
B. Epithelproliferation in der Vagina
C. Steigerung der Cervixschleimproduktion
D. Regeneration und Proliferation des Endometriums
E. Ausbildung des subcutanen Fettpolsters

1.026
1.027
1.028   1.5.1   Fragentyp E

Ordnen Sie den Hormonen der Liste 1 den jeweils charakteristischen Cyclusverlauf der Liste 2 zu.

Liste 1   Liste 2

1.026 FSH
1.027 Oestradiol
1.028 LH

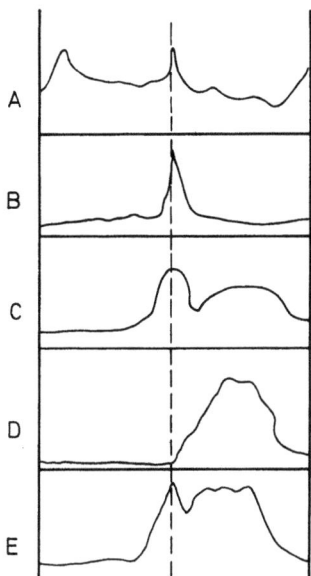

1.029   1.5.1   Fragentyp A

Die Menstruation in einem normalen ovulatorischen Cyclus ist eine

A. Oestrogenentzugsblutung
B. FSH-Abbruchsblutung
C. Oestrogendurchbruchsblutung
D. Progesteronentzugsblutung
E. LH-Durchbruchsblutung

1.030   1.5.1   Fragentyp C

Die Follikelphase endet mit einem präovulatorischen LH-Anstieg,

<u>weil</u>

im Ovar, in dem sich das Corpus luteum des vorangegangenen Cyclus befindet, Progesteron und Oestradiol lokal das Follikelwachstum hemmen.

1.031   1.5.2   Fragentyp D

Welche Angaben über die normale cyclusgerechte Basaltemperatur sind richtig?

1) Die Basaltemperatur sollte nach der Ovulation um 0,5°C ansteigen.
2) Die hypertherme Phase sollte mindestens 10-11 Tage ausgeprägt nachweisbar sein.
3) Die Basaltemperatur sollte morgens axillär gemessen werden.
4) Die Basaltemperaturkurve sollte zur Ovulation kletterförmig ansteigen.
5) Die Basaltemperatur sollte täglich morgens zu derselben Zeit gemessen werden.

Wählen Sie bitte die zutreffende Aussagenkombination.

A. Nur 2, 3 und 4 sind richtig
B. Nur 1, 3 und 4 sind richtig
C. Nur 1, 2 und 5 sind richtig
D. Nur 3, 4 und 5 sind richtig
E. Nur 2, 4 und 5 sind richtig

1.032   1.5.2   Fragentyp D

Zur Cyclusdiagnostik sind erforderlich:

1) Basaltemperaturmessung
2) Endometriumbiopsie
3) Vaginalcytologische Untersuchung
4) Spinnbarkeit des Cervixschleimes
5) Nachweis des "Farnkrautphänomens"

Wählen Sie bitte die zutreffende Aussagenkombination.

A. Nur 3, 4 und 5 sind richtig
B. Nur 2, 3 und 5 sind richtig
C. Nur 1, 3 und 4 sind richtig
D. Nur 1, 2 und 3 sind richtig
E. Alle Aussagen sind richtig

1.033 1.5.3 Fragentyp A

Die psychomotorische Leistung der Frau ist am besten

A. prämenstruell
B. in der Frühgravidität
C. während der Regelblutung
D. im Klimakterium
E. postmenstruell

1.034 1.5.4 Fragentyp D

Eine Dysmenorrhoe können verursachen

1) Retroflexio uteri
2) Endometriose
3) Uterusmyome
4) Adnexitis
5) psychische Faktoren

Wählen Sie bitte die zutreffende Aussagenkombination.

A. Nur 1, 4 und 5 sind richtig
B. Nur 2, 3 und 4 sind richtig
C. Nur 1, 2 und 3 sind richtig
D. Nur 3, 4 und 5 sind richtig
E. Alle Aussagen sind richtig

1.035   1.5.4   Fragentyp D

Folgende Beschwerden charakterisieren das prämenstruelle Syndrom:

1) Kopfschmerzen
2) Spannungsgefühl in den Brüsten
3) Nervosität
4) Kreislauflabilität
5) Völlegefühl
6) Ödemneigung

Wählen Sie bitte die zutreffende Aussagenkombination.

A. Nur 2, 3, 4 und 6 sind richtig
B. Nur 1, 2, 4 und 5 sind richtig
C. Nur 2, 4 und 6 sind richtig
D. Nur 4, 5 und 6 sind richtig
E. Alle Angaben sind richtig

1.036
1.037
1.038   1.5.4   Fragentyp F

Eine 36jährige Frau klagt über Völlegefühl und Kopfschmerzen und schmerzhafte Brustschwellungen, die sich mit Einsetzen der Menstruation schlagartig bessern. Sie erfahren weiterhin, daß diese Patientin sich vor ihrer Regelblutung oft "depressiv" fühle.

1.036

Welche Diagnose stellen Sie?

A. Endogene Psychose
B. Prämenstruelles Syndrom
C. Präklimakterische Symptomatik
D. Involutionsdepression
E. Corpus-luteum-Insuffizienz während der frühen postovulatorischen Phase

1.037

Was verursacht bei dieser Patientin die angegebene Symptomatik?

A. Oestrogenmangel

B. Zu niedriger FSH-Plasmaspiegel

C. Verminderte Progesteronbildung und relatives Oestrogenübergewicht in der Corpus-luteum-Phase

D. Paraovulatorische Cyclen mit ungenügendem Endometriumaufbau

E. Progesteronmangel in der Proliferationsphase mit mangelhaftem Ansprechen der Functionalis auf Oestrogene

1.038

Welche therapeutischen Maßnahmen befürworten Sie bei dieser Patientin?

1) Tranquilizer

2) Salzarme Kost

3) Diureticagabe

4) Psychotherapeutische Behandlung

5) Oestrogensubstitution

Wählen Sie bitte die zutreffende Aussagenkombination.

A. Nur 1, 2 und 3 sind richtig

B. Nur 3, 4 und 5 sind richtig

C. Nur 2, 3 und 5 sind richtig

D. Nur 1 und 4 sind richtig

E. Nur 3 und 5 sind richtig

1.039
1.040
1.041   1.5.5   Fragentyp B

Ordnen Sie den verschiedenen Blutungstypen der Liste 1
die jeweils richtige Beschreibung der Liste 2 zu.

Liste 1   Liste 2

1.039 Hypermenorrhoe   A. Blutungsintervall kleiner
1.040 Menorrhagie   als 25 Tage
1.041 Oligomenorrhoe   B. Keine Blutungen
                            C. Blutung länger als 6 Tage
                            D. Blutungsintervall größer
                               als 31 Tage
                            E. Verstärkte Blutung; mehr
                               als 5 Vorlagen pro Tag

1.042   1.5.5   Fragentyp A

Eine 23jährige Frau hat 3 Monate ihre Basaltemperatur
gemessen.
Cycluslänge: 22 Tage, ovulatorischer Temperaturanstieg:
steil; 0,5°C, Dauer der hyperthermen Phase: 14 Tage.
Welcher Blutungstyp liegt vor?

A. Oligomenorrhoe

B. Prämenstruelles "spotting"

C. Polymenorrhoe

D. Hypermenorrhoe

E. Amenorrhoe

1.043
1.044   1.5.6   Fragentyp F

Eine 26jährige Sportlerin wünscht wegen eines bevor-
stehenden Wettkampfes eine Vorverlegung ihrer Menstruation um 6 Tage. Sie kommt am 17. Tag ihres 28tägigen
Cyclus zu Ihnen, da sie als Ovulationshemmer ein Kombinationspräparat einnimmt (Einphasentyp).

1.043

Welchen Rat geben Sie dieser Patientin?

A. "Pille" sofort absetzen
B. Absetzen des Ovulationshemmer nach dem 19. Cyclustag
C. Sofortiges Umsetzen auf ein Zweiphasenpräparat
D. Eine Menstruationsvorverlegung in diesem Cyclus nicht mehr möglich
E. Absetzen des Ovulationshemmers 1 Tag vor dem gewünschten Blutungstermin

1.044

Wünschte obige Patientin die Verschiebung ihrer Menstruation um 1 Woche über den zu erwartenden Menstruationstermin hinaus, so würden Sie ihr raten,

A. die "Pille" eine Woche länger als üblich einzunehmen
B. den Ovulationshemmer 2 Tage vor der "regelrechten" Menstruation abzusetzen
C. das Kombinationspräparat sofort abzusetzen, um 1 Woche später mit einer neuen Packung zu beginnen
D. die "Pille" nach 1 Woche abzusetzen
E. das Präparat zu wechseln

1.045
1.046   1.5.7   Fragentyp B

Ordnen Sie den in Liste 1 aufgeführten pathologischen Blutungen die jeweils richtige Behandlung der Liste 2 zu.

Liste 1

1.045 Postmenstruelle Blutung (Nachblutung)

1.046 Mittel- oder Follikelsprungblutung

Liste 2

A. Progesteronpräparat vom 2. Cyclustag an
B. Clomiphengabe vom 3. bis 16. Cyclustag
C. Progynon C vom 4.-8. Cyclustag
D. Progynon C vom 13.-17. Cyclustag
E. Oestrogenpräparat vom 1.-20. Cyclustag

1.047   1.5.7   Fragentyp A

Nach Ausschluß organischer Ursachen verordnet man bei postmenstruellem "spotting"

A. Clomiphen vom 1.-12. Tag
B. Promisoston vom 20.-28. Tag
C. ab 2. Regeltag 7 Tage lang Progynon C
D. Bettruhe und kühle Umschläge
E. keine der genannten

1.048
1.049   1.5.7   Fragentyp F

Eine 35jährige Frau erzählt Ihnen, daß sie 2-3 Tage vor der "richtigen Menstruationsblutung" geringe "Schmierblutungen" habe. Sie habe einen recht konstanten 29-Tage-Cyclus.

1.048

Wie interpretieren Sie diese Beschwerden? Es handelt sich wahrscheinlich um

A. eine Polymenorrhoe
B. eine Corpus-luteum-Insuffizienz
C. eine Menorrhagie
D. eine Metrorrhagie
E. eine Hypermenorrhoe

1.049

Was verordnen Sie dieser Patientin zunächst?

A. Gestagenpräparat vom 17.-26. Cyclustag
B. Clomiphen über einen Cyclus
C. Oestrogenpräparat vom 1.-16. Cyclustag
D. Kombinationspräparat vom 10.-21. Tag
E. Keine der genannten

1.050   1.6.1   Fragentyp A

Bei einer 24jährigen Patientin ist die Regelblutung seit 2 Monaten ausgeblieben; sie hat zuvor keine Ovulationshemmer eingenommen. Der jetzt durchgeführte HCG-Test ist negativ. Es handelt sich um eine

A. primäre Amenorrhoe
B. Dysmenorrhoe
C. Oligomenorrhoe
D. sekundäre Amenorrhoe
E. funktionelle, altersbedingte Amenorrhoe

1.051   1.6.1   Fragentyp D

Bei anovulatorischen Cyclusstörungen sollten welche Organfunktionen als mögliche Ursache dieser Störung in Betracht gezogen werden?

1) Leber
2) Nebennierenrinde
3) Schilddrüse
4) Endometrium
5) Magen-Darm-Trakt

Wählen Sie bitte die zutreffende Aussagenkombination.

A. Nur 2, 4 und 5 sind richtig
B. Nur 3 und 4 sind richtig
C. Nur 1, 2 und 3 sind richtig
D. Nur 1, 2 und 4 sind richtig
E. Alle Angaben sind richtig

1.052   1.6.1   Fragentyp D

Welche Symptome kommen beim Syndrom der polycystischen Ovarien (Stein-Leventhal-Syndrom) vor?

1) Adipositas
2) anovulatorische Sterilität
3) Hirsutismus
4) Amenorrhoe

Wählen Sie bitte die zutreffende Aussagenkombination.

A. Nur 2 und 4 sind richtig
B. Nur 1 und 3 sind richtig
C. Nur 2, 3 und 4 sind richtig
D. Nur 1, 2 und 3 sind richtig
E. Alle Aussagen sind richtig

1.053
1.054   1.6.1   Fragentyp F

Eine 27jährige Patientin mit unerfülltem Kinderwunsch kommt zu Ihnen mit der folgenden Basaltemperaturkurve.

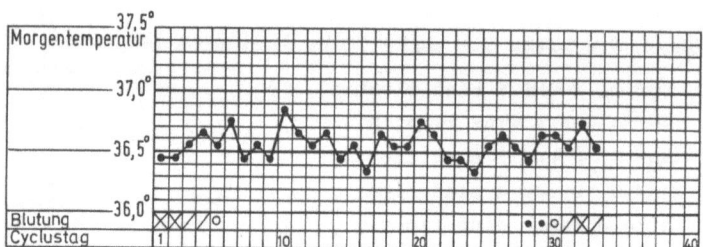

1.053

Welches ist die wahrscheinlichste Diagnose?

A. Verkürzte Proliferationsphase
B. Verlängerte hypertherme Phase
C. Kurvenabfall zur Ovulation mit Corpus-luteum-Insuffizienz
D. Anovulatorischer Cyclus
E. Bereits vorliegende Gravidität

1.054

Um Ihre Verdachtsdiagnose zu bestätigen, können Sie durchführen:

1) Vaginalcytologie
2) Farnkrauttest
3) Strichabrasio
4) Bestimmung von Plasmaprogesteron und LH
5) HCG-Test

Wählen Sie bitte die zutreffende Aussagenkombination.

A. Nur 2, 3 und 4 sind richtig
B. Nur 1, 2, 3 und 4 sind richtig
C. Nur 3, 4 und 5 sind richtig
D. Nur 2, 4 und 5 sind richtig
E. Nur 4 und 5 sind richtig

1.055   1.6.2   Fragentyp A

Die häufigste Ursache der sekundären Amenorrhoe ist

A. die uterine Amenorrhoe
B. die ovarielle Amenorrhoe
C. die adrenale Amenorrhoe
D. eine genetisch bedingte Amenorrhoe
E. die hypophysär-hypothalamisch bedingte Amenorrhoe

1.056		
1.057		
1.058	1.6.3	Fragentyp B

Ordnen Sie den in Liste 1 genannten Vaginalepithel-Zellbildern die jeweils beste Beschreibung der Liste 2 zu.

Liste 1

1.056 Folliculäres Zellbild

1.057 Atrophisches Zellbild

1.058 Luteales Zellbild

Liste 2

A. Basophile Basal- und Parabasalzellen, reichlich Leukocyten und Schleim

B. Große flache, polyedrische, eosinophile Zellen mit kleinem pyknotischen oder vesiculärem Kern sowie große Intermediärzellen

C. Mittelgroße, in Häufchen gruppierte basophile Zellen mit eingerollten und gefälteten Rändern sowie vesiculären Kernen, reichlich Leukocyten

D. Mittelgroße, leicht gefältete, mit basophilem Plasma versehene Kerne, vereinzelt vesiculäre Kerne

E. Keine der Beschreibungen

| 1.059 | 1.6.3 | Fragentyp A |

Zur Charakterisierung des Vaginalepithels zur Beurteilung der cyclusabhängigen Veränderungen wird nicht bewertet:

A. Zahl der Kerpyknosen

B. Färbbarkeit des Cytoplasmas

C. Größe und Lagerung der Epithelien

D. Verhalten der Zellränder

E. Zahl der vorhandenen Lymphocyten

| 1.060 | 1.6.4 | Fragentyp D |

Die Ausschüttung von LH/FSH-RH kann gefördert werden durch

1) Cyclofenil
2) Clomiphen
3) Epimestrol
4) Cyproteronacetat

Wählen Sie bitte die zutreffende Aussagenkombination.

A. Nur 1, 3 und 4 sind richtig
B. Nur 2 und 3 sind richtig
C. Nur 2 ist richtig
D. Nur 1, 2 und 3 sind richtig
E. Nur 1 und 4 sind richtig

1.061 1.6.4 Fragentyp C

Zur Therapie von anovulatorischen Cyclusstörungen eignet sich Clomiphen,

weil

Clomiphen eine zentrale antiprogesteronartige Wirkung hat.

1.062 1.7.1 Fragentyp A

Die häufigste Ursache der Sterilität der Frau ist

A. eine Uterusmißbildung
B. der Tubenverschluß
C. eine Scheidenaplasie
D. die lange Einnahme von Ovulationshemmern
E. die Ovarialinsuffizienz

1.063   1.7.2   Fragentyp D

Welche Veränderungen können die Spermienascension im
Cervicalkanal stören?

1) Kupfer-T-Pessar
2) Alkalisches Scheidenmilieu
3) Chronische Endocervicitis
4) Bildung von Spermienantikörpern
5) Ungenügende Bildung des Cervixsekretes

Wählen Sie bitte die zutreffende Aussagenkombination.

A. Nur 2, 3 und 5 sind richtig
B. Nur 3, 4 und 5 sind richtig
C. Nur 1, 2 und 3 sind richtig
D. Nur 2, 3 und 4 sind richtig
E. Alle Angaben sind richtig

1.064   1.7.2   Fragentyp D

Das Penetrationsvermögen der Spermien durch das Cervix-
sekret wird direkt untersucht mit

1) dem Miller-Kurzrock-Test
2) dem Farnkrauttest
3) dem Postcoitaltest nach Huhner-Sims
4) der Hysterosalpingographie

Wählen Sie bitte die zutreffende Aussagenkombination.

A. Nur 2, 3 und 4 sind richtig
B. Nur 1 und 4 sind richtig
C. Nur 2 und 3 sind richtig
D. Nur 1 und 3 sind richtig
E. Alle Angaben sind richtig

1.065
1.066
1.067   1.7.2   Fragentyp B

Ordnen Sie den verschiedenen Spermabefunden der Liste 1
die jeweils richtige Beschreibung der Liste 2 zu.

Liste 1

1.065 Oligozoospermie
1.066 Asthenozoospermie
1.067 Teratozoospermie

Liste 2

A. Im Sperma mehr als 40% anormale Spermien enthalten
B. Spermienzahl kleiner als 40 Mill/ml
C. Motilität der Spermien kleiner als 60%
D. Keine Spermien im Ejaculat
E. Weniger als 1 Million Spermien/ml

1.068
1.069
1.070   1.7.2   Fragentyp F

Bei einem Ehepaar mit bisher unerfülltem Kinderwunsch ist vom Gynäkologen bei der Frau kein Anhalt für eine Infertilität gefunden worden.
Spermiogramm des Ehemannes: Spermien: 30 Mill/ml; Motilität: 60%; pH: 7,3; Liquitizierung: 20 Minuten; Volumen: 3,5 ml.

1.068

Wie interpretieren Sie das Spermiogramm?

A. Hypospermie
B. Normozoospermie
C. Azoospermie
D. Oligozoospermie
E. Asthenozoospermie

1.069

In diesem Fall sollte das Spermiogramm innerhalb von 4 Wochen wiederholt werden,

weil

die Spermienzahl bei aufeinanderfolgenden Untersuchungen bis zu 50% variieren kann.

1.070

Welche weitere Untersuchung treffen Sie in diesem Fall?

A. FSH-LH-Bestimmung
B. Hodenbiopsie mit histologischer Untersuchung
C. Röntgenologische Darstellung der Samenwege
D. Bestimmung der Fructose im Seminalplasma
E. Kontrolluntersuchung des Spermas nach 4 Wochen

1.071　　　　　　　　1.7.3　　　　　　　　　Fragentyp D

Welche Voraussetzungen müssen für eine Clomiphentherapie gegeben sein?

1) Postcoitaltest nach Huhner-Sims normal
2) Eileiter durchgängig
3) Gestagentest positiv
4) Ehemann fertil

Wählen Sie bitte die zutreffende Aussagenkombination.

A. Nur 1 und 2 sind richtig
B. Nur 2 und 4 sind richtig
C. Nur 1, 2 und 4 sind richtig
D. Nur 2, 3 und 4 sind richtig
E. Alle Angaben sind richtig

1.072　　　　　　　　1.7.3　　　　　　　　　Fragentyp A

Was raten Sie einem Ehepaar mit bisher unerfülltem Kinderwunsch, wenn bei der Frau Spermienantikörper nachgewiesen worden sind?

A. Adoption eines Kindes
B. Therapie mit hochdosiertem Corticoidpräparat
C. Coitus condomatosus für 6-9 Monate
D. Einlegen eines Kupfer-T-Pessars
E. Einnahme eines Zweiphasenkombinationspräparates für die Dauer eines Cyclus

1.073   1.7.3   Fragentyp A

Bei einer 29jährigen Frau, die bisher 3 Fehlgeburten hatte, wird jetzt ein Uterus bicornis diagnostiziert. Welche Empfehlung geben Sie der Frau, wenn weiterhin Kinderwunsch besteht?

A. Clomiphengabe
B. Oestrogensubstitution
C. Strassmansche Operation
D. HCG- und HMG-Gabe
E. Keine therapeutische Maßnahme mehr möglich

1.074   1.7.4   Fragentyp C

Zur Adoption eines Kindes muß das Ehepaar eine ärztliche Bescheinigung über die Unfruchtbarkeit der Ehepartner anfertigen lassen,

weil

Adoptionen vom Jugendamt vermittelt werden können.

1.075   1.8.1   Fragentyp C

Im Klimakterium führt der Abfall des Oestrogenspiegels zu einer Enthemmung der gonadotropen Funktion des Hypophysenvorderlappens,

weil

im Klimakterium das neurovegetative System in die sympathicotone Richtung verschoben ist.

1.076   1.8.1   Fragentyp C

Im frühen Klimakterium kommen gehäuft Endometriumhyperplasien vor,

weil

im frühen Klimakterium das Ovargewebe die Oestrogenproduktion eingestellt hat.

1.077
1.078   1.8.2   Fragentyp F

Eine 43jährige Frau hat in den letzten Monaten unregelmäßige Cyclen mit verschieden starken Blutungen gehabt. Sie klagt über Schweißausbrüche und Hitzewallungen. Manchmal werde ihr schwindelig und sie verspüre starkes Herzklopfen. Sie sei in letzter Zeit besonders reizbar und nervös geworden. Außerdem habe sie Cohabitationsbeschwerden.

1.077

Diese Symptomatik ist typisch für

A. eine larvierte Depression
B. das klimakterische Syndrom
C. ein Corpuscarcinom mit paraneoplastischem Syndrom
D. eine Angina pectoris
E. eine depressive Neurose

1.078

Welche therapeutischen Maßnahmen befürworten Sie bei obiger Patientin?

1) Sedativa
2) Antidepressiva
3) Balneotherapie
4) Hysterektomie
5) Hormonsubsitution
6) Langzeitgabe von Beta-Blockern

Wählen Sie bitte die zutreffende Aussagenkombination.

A. Nur 4 und 5 sind richtig
B. Nur 1 und 2 sind richtig
C. Nur 1, 3 und 5 sind richtig
D. Nur 1 und 6 sind richtig
E. Nur 3 und 6 sind richtig

1.079 1.8.3 Fragentyp D

Bei präklimakterischen dysfunktionellen Blutungen sind vor einer Hormontherapie auszuschließen:

1) Cervixpolypen
2) Myome
3) Corpuscarcinome
4) Cervixcarcinome

Wählen Sie bitte die zutreffende Aussagenkombination.

A. Nur 2, 3 und 4 sind richtig
B. Nur 1, 2 und 3 sind richtig
C. Nur 3 und 4 sind richtig
D. Nur 3 ist richtig
E. Alle Angaben sind richtig

1.080		
1.081		
1.082	1.8.3	Fragentyp F

Eine 46jährige Patientin mit klimakterischen Beschwerden wird mit Oestrogenpräparaten behandelt. Unter der Therapie kam es zu unregelmäßigen, verschieden starken Blutungen.

1.080

Welche Maßnahme halten Sie jetzt für richtig?

A. Weiterführen der bisherigen Therapie

B. Erhöhung der Oestrogendosis

C. Verschreibung eines weniger wirksamen Oestrogenpräparates

D. Verordnung eines Menopausengonadotropins

E. Keine der genannten

1.081

Sollte eine fraktionierte Abrasio bei obiger Patientin durchgeführt werden und die histologische Untersuchung des Abrasionsmaterials eine adenomatöse Hyperplasie ergeben, so führen Sie die Therapie folgendermaßen fort:

A. Kontrollabrasio in 2 Monaten

B. Erhöhung der Oestrogendosis

C. Niedrigdosierte Röntgenbestrahlung

D. Ersatz des Oestrogens durch ein Gestagenpräparat

E. Radiumeinlage

1.082

Sollte sich diese veränderte Therapie als ineffektiv erweisen, so ist an eine prophylaktische Hysterektomie zu denken,

weil

bei einer adenomatösen Hyperplasie des Endometriums das Risiko einer carcinomatösen Entartung besteht.

1.083	1.9.2	Fragentyp C

Die Craurosis vulvae kann zum Verstreichen der Labien und zu einer Einengung des Introitus führen,

weil

der Lichen sclerosus et atrophicus vaginae oft mit Juckreiz und sekundären ekzematösen Veränderungen einhergeht.

1.084	1.9.2	Fragentyp C

Eine Leukoplakie im Vulvabreich ist als präancerös zu betrachten,

weil

eine Leukoplakie im Vulvabereich oft auf dem Boden einer Craurosis vulvae entsteht.

1.085
1.086   1.9.2   Fragentyp F

Eine 54jährige Patientin klagt über ständigen Juckreiz im Vulvabereich und über Cohabitationsbeschwerden. Bei der Inspektion der Vulva sehen Sie eine verengte Introitus und ekzemartige infizierte Hautveränderungen mit Kratzeffekten.

1.085

Welche Therapie schlagen Sie vor?

1) Excision der beschriebenen Herde
2) Subfocale Injektion von Corticoiden
3) Niedrigdosierte Röntgenbestrahlung
4) Percutane Applikation von Volon A-Creme

Wählen Sie bitte die zutreffende Aussagenkombination.

A. Nur 1 und 4 sind richtig
B. Nur 2 und 4 sind richtig
C. Nur 2 und 3 sind richtig
D. Nur 1 ist richtig
E. Nur 3 ist richtig

1.086

Was muß bei dieser Patientin vor Therapiebeginn ausgeschlossen werden?

A. Corticoidunverträglichkeit
B. Röntgenvorbestrahlung
C. Vulvacarcinom
D. Soorinfektion
E. Progressive Sklerodermie

1.087   1.10.2   Fragentyp A

In welcher Phase bildet sich die sogenannte "orgastische Manschette" aus?

A. Rückbildungsphase
B. Erregungsphase

C. Orgasmusphase
D. Plateauphase
E. Im "Status orgasticus"

1.088
1.089
1.090　　　　　　1.10.3　　　　　　Fragentyp B

Ordnen Sie den in Liste 1 angegebenen Begriffen die jeweils richtige Definition der Liste 2 zu.

Liste 1　　　　　　　Liste 2

1.088 Dyspareunie　　A. Unfähigkeit zur sexuellen
1.089 Vaginismus　　　　Erregung
1.090 Frigidität　　　B. Jedes körperliche und psychische
　　　　　　　　　　　　Nichtzusammenpassen in der Ehe
　　　　　　　　　　C. "Scheidenkrampf"
　　　　　　　　　　D. Pathologische Orgasmusphase
　　　　　　　　　　E. Keine der Genannten

1.091　　　　　　1.10.3　　　　　　Fragentyp D

Was kann einen Vaginismus verursachen?

1) Personale Abwehrimpulse bei der Frau
2) Potenzstörungen des Partners
3) Starke psychosexuelle Hemmung
4) Frühere psychosexuelle Traumen
5) Permanente Dyspareunien

Wählen Sie bitte die zutreffende Aussagenkombination.

A. Nur 1, 3 und 5 sind richtig
B. Nur 3, 4 und 5 sind richtig
C. Nur 1, 2 und 3 sind richtig
D. Nur 1 und 5 sind richtig
E. Alle Angaben sind richtig

| 1.092 | 1.10.3 | Fragentyp C |

Störungen der sexuellen Reaktion und Erlebnisfähigkeit
können oft mit Hormongaben behandelt werden,

<u>weil</u>

bei Störungen im sexuellen Erlebnisbereich oft organische
Veränderungen vorhanden sind.

2. Familienplanung

| 2.001 | 2.2.2 | Fragentyp D |

Indikationen für Ovulationshemmer können sein:

1) Hypermenorrhoe
2) Endometriose
3) Dysmenorrhoe
4) Akne

Wählen Sie bitte die zutreffende Aussagenkombination.

A. Nur 2, 3 und 4 sind richtig
B. Nur 1 und 3 sind richtig
C. Nur 1, 2 und 3 sind richtig
D. Nur 3 und 4 sind richtig
E. Alle Angaben sind richtig

| 2.002 | 2.3.1 2.4.1 | Fragentyp D |

Keinen sicheren Konzeptionsschutz bieten

1) Zeitwahlmethode ohne Basaltemperaturmessung
2) Coitus interruptus
3) postcoitale Vaginalspülung
4) Portiokappe

Wählen Sie bitte die zutreffende Aussagenkombination.

A. Nur 1, 3 und 4 sind richtig
B. Nur 2 und 4 sind richtig
C. Nur 2, 3 und 4 sind richtig
D. Nur 1, 2 und 4 sind richtig
E. Alle Angaben sind richtig

2.003 2.006
2.004   2.4.1
2.005   2.4.2   Fragentyp B

Ordnen Sie den verschiedenen kontrazeptiven Maßnahmen der Liste 1 den jeweils richtigen Pearl-Index der Liste 2 zu.

Liste 1	Liste 2
2.003 Intrauterinspirale	A. 6-17
2.004 Ovulationshemmer	B. 0,9-3,7
2.005 Kondom	C. 0,3-2,6
2.006 Coitus interruptus	D. 0,0-1,8
	E. 13-38

2.007   2.4.2   Fragentyp D

Welche Nebenwirkungen können bei Anwendung von IUP auftreten?

1) Endometritiden
2) Unterbauchschmerzen
3) Zwischenblutungen
4) Uterusperforation
5) Schmerzhafte Menstruation

Wählen Sie bitte die zutreffende Aussagenkombination.

A. Nur 1, 2 und 4 sind richtig
B. Nur 3, 4 und 5 sind richtig
C. Nur 1, 3 und 5 sind richtig
D. Nur 2, 3 und 4 sind richtig
E. Alle Aussagen sind richtig

2.008   2.4.2   Fragentyp D

Welche Kontraindikationen stellen Sie für ein IUP?

1) Uterusmyome
2) Cervixkatarrh
3) Portioriß

4) Kolpitis

5) Uterusmißbildung

Wählen Sie bitte die zutreffende Aussagenkombination.

A. Nur 2, 3 und 5 sind richtig
B. Nur 2, 3 und 4 sind richtig
C. Nur 1, 2 und 3 sind richtig
D. Nur 2, 3, 4 und 5 sind richtig
E. Alle Angaben sind richtig

2.009 2.4.2 Fragentyp C

IUP bieten keinen Schutz vor einer ektopischen Gravidität,

weil

IUP eine leukocytäre Infiltration am Endometrium induzieren.

2.010 2.013
2.011
2.012   2.4.2   Fragentyp E

Ordnen Sie den verschiedenen Intrauterinpessaren der
Liste 1 die jeweils richtige Skizze der Liste 2 zu.

   Liste 1

2.010 Kupfer-T-Pessar

2.011 Lippes-Schleife

2.012 Margulies-Spirale

2.013 Dalkon-Schild

   Liste 2

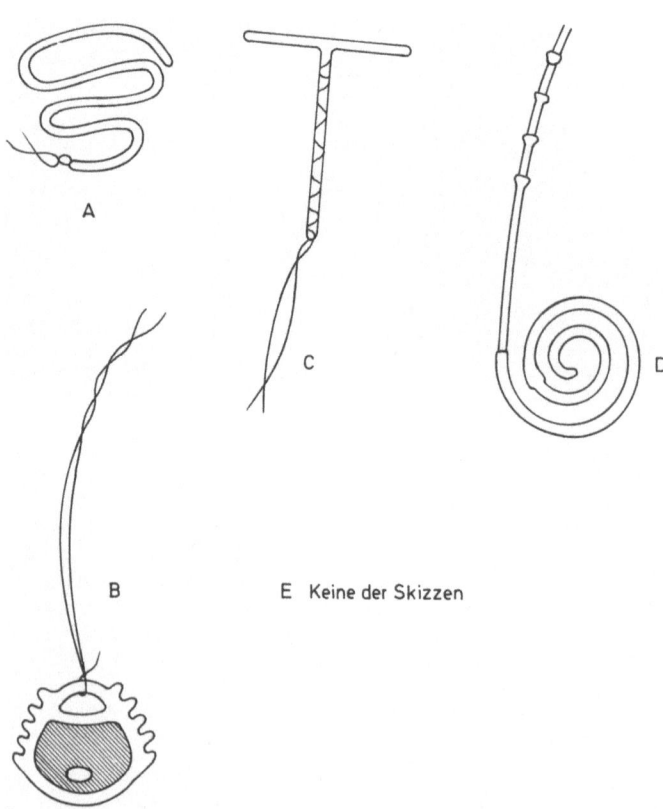

E Keine der Skizzen

2.014   2.5.2   Fragentyp A

Welche Aussage über die "morning-after-pill" ist <u>falsch</u>?

A. Die "morning-after-pill" sollte innerhalb von 24-48 Std post coitum eingenommen werden.
B. Die Konzeption wird verhindert.
C. 5 Tage hintereinander müssen pro Tag 5 Tabletten Progynon M eingenommen werden.
D. Übelkeit und Erbrechen sind typische Nebenwirkungen.
E. Zusätzlich zu den Tabletten sollten Antiemetica eingenommen werden.

2.015   2.5.2   Fragentyp A

Bei welcher Symptomatik sollte man <u>nicht</u> ein schwächeres Gestagenpräparat als Ovulationshemmer verordnen?

A. Gesteigerter Appetit
B. Müdigkeit
C. Verstärkte und verlängerte Periode
D. Depressionen
E. Libidoverlust

2.016   2.5.2   Fragentyp A

Eine 26jährige Frau hat vergessen, ihre "Pille" einzunehmen. Wie soll sie sich nun verhalten?

A. Einnahme von 3 Pillen am nächsten Tag.
B. Innerhalb von 12 Std soll die "vergessene Pille" eingenommen werden.
C. Sofortiges Absetzen weiterer Ovulationshemmer in diesem Cyclus.
D. Nach 2 Tagen wieder mit der regelmäßigen Pilleneinnahme fortfahren.
E. Pille absetzen und eine andere antikonzeptionelle Methode wählen.

2.017　　　　　　　　2.5.2　　　　　　　　　　Fragentyp C

Bei Frauen mit späterem Kinderwunsch sollte die 3-Monats-
spritze nicht angewendet werden,

weil

nach Absetzen einer längeren Therapie mit der 3-Monats-
spritze die Periode 1-2 Jahre ausbleiben kann.

2.018　　　　　　　　2.5.2　　　　　　　　　　Fragentyp A

Welche Angabe über die Ersteinnahme eine kontrazeptiven
Einphasenpräparates ist falsch?

A. Die Einnahme der "Pille" beginnt am 5. Tag nach dem
   Menstruationsbeginn.
B. Der Ovulationshemmer sollte immer zu derselben Tages-
   zeit eingenommen werden.
C. Absolut sicherer Konzeptionsschutz besteht von ersten
   Einnahmetag an.
D. Sollte nach der Einnahmepause von 6-7 Tagen die
   Blutung nicht beendet sein, muß trotzdem mit der
   Einnahme der "neuen Packung" pünktlich begonnen
   werden.
E. Nach der Erstverordnung sollte eine Kontrollunter-
   suchung nach 3 Monaten, dann alle 6 Monate erfolgen.

2.019　2.022
2.020
2.021　　　　　　　　2.5.3　　　　　　　　　　Fragentyp B

Den verschiedenen in Liste 1 aufgeführten Nebenwirkungen
bei Gebrauch von Ovulationshemmern ist die jeweilige
wahrscheinliche Ursache der Liste 2 zuzuordnen.

　　　　Liste 1　　　　　　　　　　Liste 2

2.019 Schleimiger Ausfluß　　　A. Zu viel Oestrogen

2.020 Akneausbildung　　　　　　B. Zu viel Gestagen

2.021 Schmerzhaftes Spannungs-　C. Nortestosteron-
      gefühl in der Brust　　　　　effekt

2.022 Cohabitationsbeschwerden, D. Zu wenig Oestrogen
      trockene Vagina
　　　　　　　　　　　　　　　　　E. Zu wenig Gestagen

2.023   2.026
2.024
2.025   2.5.3   Fragentyp B

Unter Einnahme von Ovulationshemmern kann es zu verschiedenen Nebenwirkungen kommen. Ordnen Sie den in Liste 1 angeführten Erscheinungen die jeweils richtige Therapie der Liste 2 zu.

Liste 1   Liste 2

2.023 Übelkeit, Erbrechen   A. Gestagenärmeres Präparat

2.024 Verschlechterung   B. Oestrogen- und Gestagen-
      einer Migräne   dosis erhöhen

2.025 Rasche Gewichts-   C. Sofortiges Absetzen der
      zunahme   "Pille"

2.026 Depressionen   D. Oestrogenärmeres Präparat

                                 E. Keine der genannten
                                    Maßnahmen

2.027   2.5.4   Fragentyp D

Die antikonzeptionelle Sicherheit bei Einnahme der "Pille" kann gefährdet sein bei gleichzeitiger Einnahme von:

1) Hydantoin
2) Rifampicin
3) Barbituraten
4) Digitalis
5) Diuretica

Wählen Sie bitte die zutreffende Aussagenkombination.

A. Nur 1, 2 und 3 sind richtig
B. Nur 2, 3 und 5 sind richtig
C. Nur 3, 4 und 5 sind richtig
D. Nur 1, 4 und 5 sind richtig
E. Alle Angaben sind richtig

2.028   2.5.4   Fragentyp A

Welches Oestrogen sollte in dem Kombinationspräparat enthalten sein, das von Frauen mit latentem oder manifestem Diabetes mellitus als Contraceptivum eingenommen wird?

A. Mestranol
B. Äthinyloestradiol
C. Ethinodioldiacetat
D. Nortestosteronderivat
E. Megestrolacetat

2.029   2.5.5   Fragentyp A

Welche Erkrankung stellte keine absolute Kontraindikation für die Verordnung von Ovulationshemmern dar?

A. Thromboembolien
B. Migräne und Sehstörungen unter der Behandlung
C. Akute Leberinfekte
D. Diabetes mellitus
E. Schwangerschaftsikterus

2.030   2.5.6   Fragentyp D

Mädchen unter 16 Jahren sollten in der Regel keine Ovulationshemmer verschrieben werden, weil

1) der Cyclus meistens noch nicht stabilisiert ist
2) das Längenwachstum noch nicht abgeschlossen ist
3) in diesem Alter etwa 40% der Cyclen anovulatorisch verlaufen und bei Einnahme der "Pille" spätere Cyclusstörungen nicht auszuschließen sind
4) Mädchen in diesem Alter bei der Pilleneinnahme unzuverlässig sind

Wählen Sie bitte die zutreffende Aussagenkombination.

A. Nur 2, 3 und 4 sind richtig
B. Nur 2 und 3 sind richtig
C. Nur 1 und 3 sind richtig
D. Nur 1, 2 und 3 sind richtig
E. Nur 1 ist richtig

2.031	2.6.1	Fragentyp C

Die Vasektomie des Vas deferens ist beim Mann als Sterilisationsverfahren sehr unsicher,

weil

mobile und befruchtungsfähige Spermien oft länger als 2 Monate nach einer Vasektomie im Ejaculat nachweisbar sind.

2.032	2.6.2	Fragentyp A

Eine absolut sichere Methode der Sterilisation ist die

A. laparoskopische Tubencoagulation
B. vaginale Unterbindung der Tuben
C. abdominelle Ligatur der Eileiter
D. vaginale Hysterektomie
E. hysteroskopische Coagulation des intramuralen Tubenteils

2.033	2.6.3	Fragentyp C

Um eine Sterilisation durchführen zu können, ist die Einwilligung beider Ehepartner notwendig,

weil

bei freiwilliger Sterilisation die §§ 224, 225 und 226a StGB keine Anwendung finden.

2.034   2.7.1   Fragentyp D

Welche Untersuchungen sollten bei der Erstverschreibung eines Ovulationshemmers durchgeführt werden?

1) Untersuchung der Mammae
2) Speculumuntersuchung
3) Vaginal-cytologischer Abstrich
4) Palpation der Beckenorgane
5) Urin auf Eiweiß und Zucker untersuchen
6) Kontrolle des Gewichtes und des Blutdruckes

Wählen Sie bitte die zutreffende Aussagenkombination.

A. Nur 2, 3, 4 und 6 sind richtig
B. Nur 1, 2, 3 und 4 sind richtig
C. Nur 3, 4 und 6 sind richtig
D. Nur 1, 3, 4 und 6 sind richtig
E. Alle Angaben sind richtig

2.035   2.7.3   Fragentyp D

Welche Erkrankungen erfordern bei Einnahme von Ovulationshemmern eine besonders intensive Überwachung?

1) Thrombophlebitis
2) Epilepsie
3) Nierenleiden
4) Diabetes mellitus
5) Porphyrie
6) Starke Varicosis

Wählen Sie bitte die zutreffende Aussagenkombination.

A. Nur 2, 3, 4 und 6 sind richtig
B. Nur 1, 2, 5 und 6 sind richtig
C. Nur 3, 4, 5 und 6 sind richtig
D. Nur 1, 4 und 5 sind richtig
E. Alle Angaben sind richtig

3. Schwangerschaft und Risikoschwangerschaft

3.001　　　　　3.1.1　　　　　Fragentyp A

Unter Konzeption versteht man

A. die zur Befruchtung führende Cohabitation
B. das Penetrieren der Spermien in das Ei
C. die Verschmelzung der Kernanteile zu einem Kern
D. die künstliche Insemination
E. das Eindringen mehrerer Spermien durch die Zona pellucida des Eies

3.002　　　　　3.1.1
　　　　　　　　1.1.1　　　　　Fragentyp C

Bei der Konjugation sind die genetischen Merkmale des Individuums determiniert,

weil

die der Konjugation vorausgehende Imprägnation durch mehrere Spermien geschieht.

3.003　　　　　3.1.1　　　　　Fragentyp A

Imprägnation und Befruchtung finden in der Regel statt in

A. dem Cavum uteri
B. dem Uterusendometrium
C. der freien Bauchhöhle
D. dem isthmischen Teil der Tube
E. der Tubenampulle

3.004   3.1.1   Fragentyp A

Wie lange ist die Eizelle vom Ovulationszeitpunkt an gerechnet befruchtungsfähig?

A. 6-12 Minuten
B. 1- 2 Stunden
C. 3- 6 Stunden
D. 6-12 Stunden
E. 48-72 Stunden

3.005   3.1.1   Fragentyp D

Voraussetzungen für die Potentia generandi des Mannes ist/sind

1) eine normale Androgenproduktion der Leydigschen Zellen
2) die Durchgängigkeit des Epididymidis und des Vas deferens
3) die Potentia coeundi
4) die Produktion von ausreichend funktionstüchtigen Spermatozoen

Wählen Sie bitte die zutreffende Aussagenkombination.

A. Nur 1 und 4 sind richtig
B. Nur 3 und 4 sind richtig
C. Nur 2, 3 und 4 sind richtig
D. Nur 1, 2 und 4 sind richtig
E. Alle Aussagen sind richtig

3.006   3.1.2   Fragentyp D

Welche Vorgänge spielen sich in der pränidativen Phase der Gravidität ab?

1) Vascularisation des Endometriums und Transformation der Stromazellen
2) Polarisation der Blastocyste
3) Differenzierung des Trophoblasten in Cytotrophoblast und Syncytiotrophoblast
4) Entwicklung der Zygote zur Morula

Wählen Sie bitte die zutreffende Aussagenkombination.

A. Nur 1 ist richtig
B. Nur 2 und 3 sind richtig
C. Nur 2 und 4 sind richtig
D. Nur 2, 3 und 4 sind richtig
E. Nur 1, 2 und 3 sind richtig

3.007　　　　　　　　3.1.2　　　　　　　　Fragentyp D

Bei einer abnormen Implantation der Blastocyste kann es kommen zur

1) Insertio velamentosa
2) Placenta adhaerens
3) Placenta praevia
4) Extrauteringravidität
5) Placenta increta

Wählen Sie bitte die zutreffende Aussagenkombination.

A. Nur 2, 3 und 5 sind richtig
B. Nur 1 und 4 sind richtig
C. Nur 1, 2 und 3 sind richtiq
D. Nur 3, 4 und 5 sind richtig
E. Alle Aussagen sind richtig

3.008　　　　　　　　3.1.2　　　　　　　　Fragentyp A

Der häufigste Implantationsort der Blastocyste ist

A. die Vorderwand des Cavum uteri
B. die Hinterwand des Cavum uteri
C. die Ampulla tubae
D. das untere Uterinsegment
E. das Ostium tubae

3.009   3.2.1   Fragentyp A

Bei der menschlichen Placenta handelt es sich um eine Placenta

A. haemochorialis
B. epitheliochorialis
C. increta
D. syndesmochorialis
E. accreta

3.010
3.011
3.012   3.2.2   Fragentyp B

Ordnen Sie den in Liste 1 aufgeführten Schwangerschaftsmonaten die jeweils richtige Körperlänge des Fetus der Liste 2 zu.

         Liste 1   Liste 2

3.010 Mens V   A. 25 cm
3.011 Mens VII   B. 35 cm
3.012 Mens X   C. 40 cm
                             D. 50 cm
                             E. 55 cm

3.013   3.2.3   Fragentyp D

Das Fruchtwasser enthält

1) Harnstoff
2) Phospholipide
3) Lecithin
4) HPL
5) Oestriol
6) Glucose

Wählen Sie bitte die zutreffende Aussagenkombination.

A. Nur 1, 2, 3 und 5 sind richtig
B. Nur 1 und 6 sind richtig

C. Nur 4 und 5 sind richtig
D. Nur 1, 2, 5 und 6 sind richtig
E. Alle Aussagen sind richtig

3.014　　　　　3.2.3　　　　　Fragentyp A

Welche Aussage ist falsch? Das Fruchtwasser

A. enthält in der Spätschwangerschaft Vernixflocken
B. schützt den Keimling vor mechanischen Insulten
C. wird in ca. 24-48 Std erneuert
D. nimmt bis zur 38. SSW auf ca. 1500 ml zu
E. wird zum Teil vom Amnionepithel aktiv sezerniert

3.015　　　　　3.2.4　　　　　Fragentyp A

Welches ist das wichtigste Substrat für die Oestriolsynthese?

A. Pregnandiol
B. Oestron
C. Oestradiol
D. Dehydroepiandrosteron
E. Androstendion

3.016　　　　3.2.4
　　　　　　　3.2.6　　　　　Fragentyp C

Die Oestriolbestimmung im Schwangerenserum eignet sich nicht zur Überwachung von Schwangerschaft und Risiogeburt,

<u>weil</u>

die Placenta aus Dehydroepiandrosteron (DHEA) nicht direkt Oestriol herstellen kann.

3.017 3.2.4 1.3.1 Fragentyp F

Welches der aufgeführten Hormone zeigt den in der
Abbildung gezeigten Verlauf der Serumkonzentration?
(Abscisse: Schwangerschaftswoche. Ordinate: Serum-
konzentration)

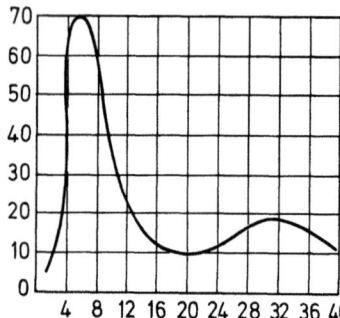

A. Humanes Placentalactogen
B. Humanes Choriongonadotropin
C. Oestriol
D. Progesteron
E. Pregnandiol

3.018 3.2.6 3.6.2 Fragentyp C

Das humane Plancetalactogen (HPL) wird routinemäßig
mittels RIA im 24-Std-Urin bestimmt,

weil

das HPL eine kurze Halbwertzeit von 20-30 Minuten hat.

3.019   3.2.6   Fragentyp A

Welche Aussage ist falsch? Das humane Placentalactogen

A. zeigt einen progressiven Anstieg des Serumspiegels vom Beginn bis zum Ende der Gestation
B. hat eine Halbwertzeit von 15-20 Minuten
C. wird in IE/ml Serum angegeben
D. wird im Syncytioltrophoblasten gebildet
E. hat eine somatotrope und mammotrope Aktivität

3.020   3.2.6   Fragentyp A

Folgende Hormone weisen in der Schwangerschaft einen erhöhten Blutspiegel auf, mit Ausnahme von

A. Cortisol
B. Oestriol
C. Progesteron
D. Thyroxin
E. Aldosteron

3.021   3.2.6 / 3.6.2   Fragentyp D

Welche Aussage über das humane Placetalactogen (HPL) ist richtig?

1) Es eignet sich zur Früherkennung der Schwangerschaft.
2) Es wird in der Regel im 24-Std-Harn bestimmt.
3) Es wird im Syncytiotrophoblasten gebildet.
4) Es ist bei EPH-Gestosen in der Regel erhöht.

Wählen Sie bitte die zutreffende Aussagenkombination.

A. Nur 1 und 2 sind richtig
B. Nur 3 ist richtig
C. Nur 3 und 4 sind richtig
D. Nur 2, 3 und 4 sind richtig
E. Nur 2 ist richtig

3.022   3.2.7   Fragentyp A

Welches der aufgeführten Hormone ist ein guter Indikator für fetoplacentare Funktionsstörungen?

A. HCG
B. Cortisol im Serum
C. Pregnandiol
D. Oestriol im Serum
E. Progesteron im Serum

3.023   3.2.7
               3.6.2   Fragentyp D

Methoden zur Erkennung der chronischen Placentainsuffizienz ist (sind) die

1) kontinuierlichen Messungen der Serum-HPL-Konzentration
2) Kardiotokographie (CTG)
3) Bestimmung des freien Plasmaoestriols
4) kontinuierliche maternelle Blutgasanalysen
5) Ultraschallfetometrie

Wählen Sie bitte die zutreffende Aussagenkombination.

A. Nur 2 ist richtig
B. Nur 1 und 3 sind richtig
C. Nur 2 und 4 sind richtig
D. Nur 1, 2, 3 und 5 sind richtig
E. Alle Aussagen sind richtig

3.024   3.2.7   Fragentyp A

Das Abortivei resultiert aus einer

A. infektiösen Entzündung
B. Störung der fetalen Zirkulation
C. vorzeitigen Placentareifung
D. verspäteten Placentareifung
E. Anlagestörung

3.025 3.2.7
3.2.6 Fragentyp C

Bei der intrauterinen Wachstumsretardierung des Feten sind die Serum-HPL-Konzentrationen oft erniedrigt,

weil

bei der intrauterinen Wachstumsretardierung der Fet weniger HPL synthetisiert.

3.026 3.2.7 Fragentyp D

Welche Erkrankungen können zu Reifungsstörungen der Placenta führen?

1) Diabetes mellitus
2) EPH-Gestose
3) Rhesus-Inkompatibilität
4) Syphilis

Wählen Sie bitte die zutreffende Aussagenkombination.

A. Nur 2 ist richtig
B. Nur 3 und 4 sind richtig
C. Nur 2, 3 und 4 sind richtig
D. Nur 1 ist richtig
E. Alle Aussagen sind richtig

3.027   3.2.7   Fragentyp D

Die chronische Placentainsuffizienz kann führen zu

1) unterdurchschnittlichem Größenwachstum des Uterus
2) einer Abnahme der Fruchtwassermenge
3) einer vermehrten Striaebildung
4) einer proportionierten fetalen Wachstumsverzögerung
5) einer fehlenden oder subnormalen mütterlichen Gewichtszunahme

Wählen Sie bitte die zutreffende Aussagenkombination.

A. Nur 4 ist richtig
B. Nur 1, 2 und 5 sind richtig
C. Nur 1, 3 und 4 sind richtig
D. Nur 1, 2, 4 und 5 sind richtig
E. Alle Aussagen sind richtig

3.028
3.029   3.2.8
3.030   3.2.9   Fragentyp B

Ordnen Sie den Begriffen der Liste 1 die jeweils richtige Beschreibung der Liste 2 zu.

Liste 1

3.028 Fetopathie

3.029 Embryopathie

3.030 Blastopathie

Liste 2

A. Schädigung der mütterlichen und väterlichen Keimzellen während der Meiose
B. Schädigung der väterlichen und mütterlichen Keimzellen vor der Befruchtung
C. Schädigung der Leibesfrucht in den ersten 15 Tagen post conceptionem
D. Schädigung der Frucht bis zur 12. Schwangerschaftswoche post conceptionem
E. Schädigung der Frucht im 3. bis 10. Schwangerschaftsmonat

3.031
3.032   3.2.8
3.033   4.4.6   Fragentyp B

Ordnen Sie den in Liste 1 aufgeführten Medikamenten die jeweils typische Schädigung des Embryos (Liste 2) bei Einnahme in der Schwangerschaft zu.

Liste 1

3.031 Tolbutamid

3.032 Chlorambucil

3.033 Aminopterin

Liste 2

A. Hydrocephalus, Syndactylie, Gehörgangsatresie
B. Lebernekrosen, Spontanabort, Schädelmißbildungen
C. Gray-Syndrom
D. Nieren- und Ureteraplasie
E. Innenohrschäden

3.034   3.2.9   Fragentyp C

Eine Syphilisinfektion der Mutter kann erst nach der 20. SSW zu einem Abort führen,

weil

Spirochäten vor der 20. SSW die Placenta nicht passieren können.

3.035   3.2.10   Fragentyp A

Eine Fehlgeburt liegt vor, wenn

A. die Schwangerschaft bis einschließlich der 28. Woche p.m. beendet ist
B. ein Kind mit einem Geburtsgewicht unter 2500 g geboren wird
C. die Schwangerschaft zwischen der 29. bis 38. Schwangerschaftswoche p.m. beendet wird
D. die Schwangerschaft außerhalb des Zeitraums der 39. bis 42. Schwangerschaftswoche p.m. (37. bis 40. SSW p.c.) geboren wird
E. ein Kind ab 35 cm Körperlänge am Termin totgeboren wird

3.036   3.2.10   Fragentyp A

Unter einem verhaltenen Abort (missed abortion) versteht man eine Fehlgeburt,

A. bei der ohne Blutungen die Ausstoßung der abgestorbenen Frucht unterbleibt
B. bei der unter Blutungen das Schwangerschaftsprodukt teilweise ausgestoßen wird
C. bei der es aufgrund artificieller Maßnahmen zu einer Infektion der Fruchthöhle kommt
D. die nach der 42. Schwangerschaftswoche (295 Tage p.m.) stattfindet
E. bei der es mit zunehmender Muttermundsöffnung zu stärkeren Blutungen kommt

3.037   3.2.10   Fragentyp A

Unter habituellem Abort versteht man das Auftreten

A. von Fehlgeburten ohne erkennbare Ursache
B. von 2 und mehr aufeinanderfolgenden Fehlgeburten
C. einer schmerzlosen Fehlgeburt ohne vorhergehende Blutung bzw. Fruchtwasserabgang
D. von Fehlgeburten bei Lageanomalien des Uterus
E. von geringen Blutungen ca. 23 Tage p.m. ohne Gewebeabgang

3.038 3.2.10 Fragentyp A

Die häufigste Ursache von Spontanfehlgeburten im 2. Schwangerschaftsmonat ist (sind)

A. eine Cervixinsuffizienz
B. ein spontaner Abort
C. eine Lageanomalie der Uterus
D. Abortiveier
E. Uterusmyome

3.039 3.2.10 Fragentyp A

Welche materne Abortursache würden Sie nicht zu den wichtigsten und häufigsten Abortursachen zählen?

A. Cervixinsuffizienz
B. Retroflexio, Retroversio uteri
C. Uterushypoplasie
D. Endometiuminsuffizienz
E. Myome des Uterus

3.040 3.2.10 Fragentyp C

Beim Abortus imminens sind die Blutungen in der Regel stärker als beim Abortus incipiens,

weil

beim Abortus imminens der Muttermund sich zunehmend öffnet.

3.041		
3.042	3.2.10	Fragentyp B

Ordnen Sie den Fehlgeburtformen der Liste 1 die jeweils beste Therapie der Liste 2 zu.

<u>Liste 1</u>

3.041 Abortus incipiens in der 20. SSW mit stärkerer Blutung bei sicher nachgewiesenem Eitod

3.042 Verhaltener Abort in der 26. SSW mit fehlender Blutung und erhaltener Portio

<u>Liste 2</u>

A. Bettruhe, Sedierung, Tokolyse, Oestrogen/Gestagen-Präparat

B. Entfernung des Schwangerschaftsproduktes mit der Abortzange, anschließende Abrasio

C. Antibiotische und antipyretische Initialtherapie, nach 3tätiger Fieberfreiheit Entfernung des Schwangerschaftsproduktes mit anschließender Abrasio

D. Gabe von Oestrogenen und Fibrinolysehemmern und nach 2-3 Tagen Ocytocin-Infusion mit anschließender Nachcurettage

E. Analgetica, Spasmolytica, Plasmaexpander

3.043		
3.044	3.2.10	Fragentyp E

Eine 19jährige Erstgebärende bekommt 10 Wochen nach ihrer Menstruation eine leichte schmerzlose Blutung. Rectale Temperatur 37,4°C, Schwangerschaftstest positiv, Titer 1:64 (Stufe VII). Der Uterus ist oberhalb der Symphyse tastbar und der Muttermund geschlossen.

3.043

Welche Diagnose wäre am wahrscheinlichsten?

A. Extrauteringravidität

B. Abortus imminens

C. Abortus incipiens

D. Uterus myomatosus

E. Abortus febrilis

3.044

Welche therapeutischen Maßnahmen ergreifen Sie, um die Schwangerschaft zu erhalten?

1) Bettruhe und Sedierung der Schwangeren
2) Gabe von Antibiotica
3) Gabe von ß-Mimetica (Partusisten)
4) Oestrogen-Gestagen-Gemisch i.m. bis zur 16. bis 18. SSW 2-3 mal wöchentlich
5) Gestagen vom Nortestosterontyp

Wählen Sie bitte die zutreffende Aussagenkombination.

A. Nur 1 ist richtig
B. Nur 5 ist richtig
C. Nur 1, 3 und 4 sind richtig
D. Nur 1, 2 und 4 sind richtig
E. Nur 3 und 5 sind richtig

3.045 3.2.11 Fragentyp A

Der häufigste Nidationsort bei einer Extrauteringravidität ist

A. die Pars interstitialis der Tube
B. die Pars isthmica der Tube
C. die Pars ampullaris der Tube
D. das Ovar
E. das Peritonaeum parietale

3.046
3.047   3.2.11   Fragentyp E

Eine 24jährige Erstgebärende in der 6. Schwangerschaftswoche kommt zu Ihnen in die Praxis und berichtet, daß sie seit 3 Tagen täglich Schmierblutungen habe. Seit gestern verspüre sie auch Schmerzen im linken Unterbauch.
Anamnese: Vor 6 Jahren Pyelonephritis, vor 2 Jahren Eierstockentzündung, vor 1 Jahr Appendektomie. Menarche mit 14 Jahren. Regel: alle 28 (2) Tage, keine Geburten, keine Aborte.
Gynäkologische Untersuchung: 1. Uterus vergrößert und aufgelockert, 2. Rechte Adnexe druckschmerzhaft, 3. Portioschiebeschmerz, 4. Portio geschlossen. Leichte Abwehrspannung im linken Hypogastrium. Der sofort angefertigte HCG-Test ist negativ.

3.046

Welche nächste diagnostische Maßnahme würden Sie befürworten?

A. Kontrolle des HCG-Testes in 3 Tagen

B. Abrasio

C. Douglas-Punktion

D. Laparoskopie

E. Keine der genannten

3.047

Welche Diagnose ist am wahrscheinlichsten?

A. Abortus incipiens

B. Nidationsblutung

C. EU

D. Chronische Pyelonephritis

E. Verwachsung bei Zustand nach Appendektomie

3.048   3.2.12   Fragentyp A

Welcher Placentafunktionstest bzw. -parameter ist gewöhnlich bei Blasenmolen stark erhöht?

A. Oestriolausscheidung im 24 Std-Urin
B. Pregnandiol im Urin
C. HCG im Serum
D. LDH im Serum
E. HPL im Serum

3.049   3.2.12   Fragentyp A

Chorionepitheliosis und Chorionepitheliom entwickeln sich am häufigsten nach

A. normalen Schwangerschaften
B. habituellen Aborten
C. Extrauteringraviditäten
D. Blasenmolenschwangerschaften
E. der 4. Schwangerschaft

3.050 3.053
3.051
3.052   3.2.12   Fragentyp F

Bei einer 20jährigen Erstgebärenden mit bisher unauffälligem Schwangerschaftsverlauf bemerken Sie bei der 4. Schwangerschaftsuntersuchung in der 20. SSW einen Fundusstand in Nabelhöhe. Bisher hat die Schwangere keine Kindsbewegungen verspürt. Sie gibt an, noch keine Fehlgeburt oder Blutungen während der Schwangerschaft gehabt zu haben. Durch CTG und Ultraschalluntersuchung gelingt es Ihnen nicht, die fetale Herzaktion zu registrieren oder den Feten sichtbar zu machen. Der daraufhin angesetzte Pregnosticontest ist bei einer Verdünnung von 1:512 (Stufe X) positiv.

3.050

Welche Interpretation der obig angeführten Befunde ist richtig?

1) Fundusstand ist für die 20. SSW normal
2) Die Primapara hätte schon seit 2 Wochen Kindsbewegungen verspüren müssen.
3) Mittels Ultraschall können kindliche Herzaktionen ab der 12. SSW registriert werden.
4) Der gemessene HCG-Titer Stufe X entspricht nicht dem angegebenen Schwangerschaftszeitpunkt.

Wählen Sie bitte die zutreffende Aussagenkombination.

A. Nur 2 ist richtig
B. Nur 1 und 2 sind richtig
C. Nur 3 und 4 sind richtig
D. Nur 1 und 4 sind richtig
E. Nur 2 und 3 sind richtig

3.051

Welche Diagnose ist bei obiger Patientin wahrscheinlich?

A. Blasenmole
B. Chorionepitheliom
C. Retroflexio uteri gravidi
D. Abortivei
E. Extrauteringravidität

3.052

Nach der Krankenhauseinweisung wird bei dieser Patientin welche Therapie durchgeführt?

A. Abrasio und anschließende Methotrexatgabe
B. Wehentropf und Abwarten der Spontanausstoßung; sonst Abrasio und histologische Untersuchung
C. Sofortige Laparatomie
D. Hysterektomie
E. Keine der genannten

3.053

Wenn der Uterus größer als erwartet ist, so ist differentialdiagnostisch in Erwägung zu ziehen:

1) Rechenfehler
2) Zwillinge
3) Blasenmole
4) Myomwachstum
5) Extrauteringravidität

Wählen Sie bitte die zutreffende Aussagenkombination.

A. Nur 1, 2 und 3 sind richtig
B. Nur 2, 3 und 5 sind richtig
C. Nur 1, 2, 3 und 4 sind richtig
D. Nur 2, 3, 4 und 5 sind richtig
E. Nur 1, 3 und 5 sind richtig

3.054   3.2.12   Fragentyp C

Eine Blasenmole ist eine maligne Geschwulst,

weil

die Blasenmole hämatogen metastasieren kann.

3.055   3.2.12   Fragentyp D

Leitsymptome der Blasenmole ist (sind)

1) HCG-Titer > 100000-200000 IE
2) therapieresistente Abortblutung
3) keine sicheren Schwangerschaftszeichen im Ultraschallbild
4) Uterus kleiner als der Schwangerschaftsdauer entsprechend

Wählen Sie bitte die zutreffende Aussagenkombination.

A. Nur 1 ist richtig
B. Nur 1 und 3 sind richtig
C. Nur 1 und 4 sind richtig
D. Nur 1, 2 und 3 sind richtig
E. Alle Aussagen sind richtig

3.056   3.3.2   Fragentyp D

Zu welchen physiologischen Herz- und Kreislaufveränderungen kommt es in einer normalen Schwangerschaft?

1) Der Blutdruck ist gewöhnlich im Liegen höher als im Stehen.
2) Im 1. und 2. Trimenon steigt die Pulsfrequenz um 10-16/min an.
3) Im Laufe der Schwangerschaft sinkt der zentrale Venendruck.
4) In der Schwangerschaft ist die Durchblutung von Händen und Füßen erhöht.

Wählen Sie bitte die zutreffende Aussagenkombination.

A. Nur 2 ist richtig
B. Nur 3 ist richtig
C. Nur 1 und 2 sind richtig
D. Nur 2 und 4 sind richtig
E. Alle Aussagen sind richtig

3.057 3.3.2 Fragentyp D

Zu den physiologischen Veränderungen der Lungenfunktion in der Schwangerschaft gehört

1) eine Erhöhung des Atemminutenvolumens
2) eine Verminderung des exspiratorischen Reservevolumens
3) eine Steigerung des Atemzugvolumens

Wählen Sie bitte die zutreffende Aussagenkombination.

A. Nur 1 und 3 sind richtig
B. Nur 1 ist richtig
C. Nur 2 ist richtig
D. Nur 2 und 3 sind richtig
E. Alle Aussagen sind richtig

3.058 3.3.2 Fragentyp C

In der Schwangerschaft sinkt der Hämatokrit,

weil

das Plasmavolumen in der Schwangerschaft stärker zunimmt als das Erythrocytenvolumen.

3.059   3.3.2   Fragentyp D

Welches sind physiologische Blutveränderungen in der Schwangerschaft?

1) Erhöhung des Fibrinogenspiegels
2) Senkung des kolloidosmotischen Druckes
3) Absinken des Hämoglobingehaltes
4) Erniedrigung der BKS

Wählen Sie bitte die zutreffende Aussagenkombination.

A. Nur 1, 2 und 3 sind richtig
B. Nur 2, 3 und 4 sind richtig
C. Nur 1 und 3 sind richtig
D. Nur 2 und 3 sind richtig
E. Nur 1 und 2 sind richtig

3.060   3.3.2   Fragentyp A

Welche physiologische Kreislaufveränderung tritt während der Schwangerschaft <u>nicht</u> auf?

A. Erhöhung des Herzminutenvolumens
B. Zunahme des arteriellen Blutdrucks über 150 mm Hg systolisch
C. Abfall des peripheren Widerstandes in der ersten Schwangerschaftshälfte
D. Zunahme der Herzfrequenz
E. Zunahme des Plasmavolumens

3.061   3.3.2   Fragentyp A

Welche Aussage ist <u>falsch</u>? Zu den physiologischen Veränderungen der Nierenfunktion in der Schwangerschaft gehört die Erhöhung

A. der Eiweißausscheidung
B. der Glucoseausscheidung
C. der glomerulären Filtrationsrate (GFR)
D. der Harnstoffclearance
E. des Nierenplasmastromes

3.062   3.3.2   Fragentyp C

Bei Schwangeren kann es in Rückenlage zum Vena-cava-Kompressionssyndrom kommen,

<u>weil</u>

in der Schwangerschaft physiologischerweise ein erhöhter ZVD gemessen wird.

3.063   3.3.2   Fragentyp C

Im Verlauf einer normalen Schwangerschaft kommt es zu einer tonogenen Dilatation der Ureteren,

<u>weil</u>

in der Schwangerschaft die Nierendurchblutung zunimmt.

3.064   3.3.2   Fragentyp D

Welche Aussage(n) über die physiologischen Stoffwechseländerungen in der Schwangerschaft ist (sind) richtig?
Im Verlauf der Schwangerschaft

1) besteht eine positive Stickstoffbilanz
2) fällt der Cholesterinspiegel im Blut
3) kommt es gehäuft zu erniedrigten Nüchternblutzuckerwerten
4) steigt der Sauerstoffverbrauch des mütterlichen Organismus

Wählen Sie bitte die zutreffende Aussagenkombination.

A. Nur 2 und 4 sind richtig

B. Nur 1 und 3 sind richtig

C. Nur 1 und 4 sind richtig

D. Nur 1, 3 und 4 sind richtig

E. Alle Aussagen sind richtig

3.065   3.3.4   Fragentyp A

Eine Hyperemesis kann **nicht** führen zu

A. Erhöhung des Hämatokrit
B. Bilirubinanstieg
C. Kreatininanstieg
D. Exsiccose
E. hyperchlorämischen Alkalose

3.066   3.3.4   Fragentyp C

In der normalen Schwangerschaft kommt es bei ca. 50% der Schwangeren zu Sodbrennen,

weil

im 1. und 2. Trimenon einer normalen Schwangerschaft die Säuresekretion des Magens steigt.

3.067   3.3.4   Fragentyp C

Im Verlauf einer Schwangerschaft kommt es bei vorher manifesten Magenulcera zur Besserung der Symptomatik,

weil

in der Schwangerschaft physiologischerweise eine erhöhte Speichelsekretion besteht.

             3.4.1
             4.4.1
3.068   5.3.1   Fragentyp D

In welchen Fällen besteht eine Risikoschwangerschaft?

1) Erstgebärende über 35 Jahren
2) Schwangerschaft nach vorausgegangener Clomifenbehandlung
3) Erneute Schwangerschaft nach Sectio
4) EPH-Gestose mit Gestoseindex 6
5) Schwangerschaft bei Zustand nach Operation wegen Uterus myomatosus

Wählen Sie bitte die zutreffende Aussagenkombination.

A. Nur 1, 2 und 4 sind richtig
B. Nur 1, 2, 3 und 5 sind richtig
C. Nur 1, 3 und 5 sind richtig
D. Nur 3 und 5 sind richtig
E. Alle Aussagen sind richtig

3.069 3.4.1
       4.1.2   Fragentyp C

Die perinatale Sterblichkeit von Zwillingen liegt höher als die von Einlingen,

weil

die meisten Mehrlingsschwangerschaften zweifache Beckenendlagen sind.

3.070 3.4.2
       4.1.2   Fragentyp C

Bei jeder Geburtsterminüberschreitung erhöht sich das fetale Risiko,

weil

nach Ablauf der 42. SSW die fetale perinatale Mortalität erhöht ist.

3.071   3.4.2   Fragentyp A

Wieviel Prozent der Kinder werden zum errechneten Termin geboren?

A. 0,4%
B.   4%
C.   14%
D. 26,4%
E. 66,6%

3.072   3.4.3   Fragentyp D

Eine EPH-Gestose kann auftreten

1) vor einer Gravidität
2) im letzten Schwangerschaftsdrittel
3) im Wochenbett
4) in der Frühschwangerschaft

Wählen Sie bitte die zutreffende Aussagenkombination.

A. Nur 2 ist richtig
B. Nur 2 und 4 sind richtig
C. Nur 4 ist richtig
D. Nur 2, 3 und 4 sind richtig
E. Alle Aussagen sind richtig

3.073   3.4.3   Fragentyp A

Die 3 Kardinalsymptome der EPH-Gestose sind

A. Emesis-Ptyalismus-Hypertonie
B. Eklampsie-Proteinurie-Hyperglykämie
C. Ödeme-Proteinurie-Hypertonie
D. Ödeme-Proteinurie-Hyperglykämie
E. Emesis-Schmerzen-Hypotonien

3.074   3.4.3   Fragentyp D

Die Prognose der schweren EPH-Gestose verschlechtert sich, wenn

1) der erste Anfall weit vor dem Geburtstermin auftritt
2) der Anfall sich mehrfach wiederholt
3) der erste Anfall nach der Entbindung auftritt

Wählen Sie bitte die zutreffende Aussagenkombination.

A. Nur 1 ist richtig
B. Nur 1 und 2 sind richtig
C. Nur 2 und 3 sind richtig
D. Nur 2 ist richtig
E. Alle Aussagen sind richtig

3.075   3.4.4   Fragentyp C

Bei einer Rhesus-Inkompatibilität zwischen Mann und
Frau ohne nachweisbare Antikörper im mütterlichen Blut
sollte vor der 38. Schwangerschaftswoche eine Amnioskopie durchgeführt werden,

weil

eine Amnioskopie vor dem Geburtstermin zu einer vorzeitigen Wehenauslösung führen kann.

3.076   3.4.5   Fragentyp D

Welche Aussagen über die schwangerschaftsunabhängigen
Erkrankungen sind richtig?

1) Während der Gravidität und des Wochenbettes kann
   eine Tuberkulose exacerbieren.
2) Bei Asthma bronchiale besteht in der Regel eine
   Indikation zur Interruptio.
3) Präexistente Nierenerkrankungen können das Auftreten
   einer Pfropfgestose begünstigen.
4) In der Schwangerschaft können Gastroduodenalulcera
   exacerbieren.
5) Eine Appendicitis ist zu jedem Schwangerschaftszeitpunkt zu operieren.
6) Der idiopathische Schwangerschaftsikterus erfordert
   eine sofortige Interruptio.

Wählen Sie bitte die zutreffende Aussagenkombination.

A. Nur 1, 3 und 5 sind richtig

B. Nur 2, 3 und 4 sind richtig

C. Nur 2, 4 und 6 sind richtig

D. Nur 3, 4, 5 und 6 sind richtig

E. Alle Aussagen sind richtig

3.077
3.078   3.4.5   Fragentyp F

Bei einer Schwangeren im 6. Monat werden folgende Befunde erhoben: Harnstatus: Leukocyten 10-12, Zylinder ++, Eiweiß +; Blutdruck: 130/80 mm Hg; Puls: 92/min. Die Schwangere gibt keine nennenswerten Beschwerden an.

3.077

Welche Maßnahme treffen Sie bei obiger Patientin?

A. i.v. Urogramm

B. Uricult

C. Nitritnachweis im Urin

D. Kontrolle des Urinstatus in einer Woche

E. Differentialblutbild und Elektrophorese

3.078

Sollte sich der Verdacht auf eine asymptomatische Bacteriurie bestätigen, so wäre indiziert

1) sofortige Gabe von Ampicillin
2) nach Initialtherapie eine Langzeitgabe von Nitrofuran-Präparaten über mindestens 4 Wochen
3) 3-4 Wochen post partum Untersuchung der Harnwege
4) keine Maßnahme erforderlich, da Bacteriurie in Gravidität häufig und den weiteren Schwangerschaftsverlauf nicht beeinflußt

Wählen Sie bitte die zutreffende Aussagenkombination.

A. Nur 1, 2 und 3 sind richtig

B. Nur 1 und 2 sind richtig

C. Nur 4 ist richtig

D. Nur 1 ist richtig

E. Nur 2 und 3 sind richtig

3.079   3.4.6   Fragentyp A

Die Therapie einer sicher nachgewiesenen Toxoplasmose einer 25jährigen Erstgebärenden in der 32. SSW besteht in

A. Gabe von Sulfonamiden mit Daraprim
B. einer 14tägigen hochdosierten Penicillintherapie
C. einer sofortigen Beendigung der Schwangerschaft
D. einer Tokolyse und Schwangerschaftsbeendigung nach dem CTG und den Oestriolwerten
E. keiner der genannten Maßnahmen

3.080   3.4.6   Fragentyp D

Die Diagnose "Toxoplasmose" läßt sich stellen durch

1) den Sabin-Feldmann-Test
2) die Komplement-Bindungsreaktion (KBR)
3) den indirekten Immunofluorescenztest
4) den direkten Erregernachweis im Liquor cerebrospinalis des Neugeborenen

Wählen Sie bitte die zutreffende Aussagenkombination.

A. Nur 1 ist richtig
B. Nur 1 und 2 sind richtig
C. Nur 4 ist richtig
D. Nur 2 ist richtig
E. Alle Aussagen sind richtig

3.081   3.4.6   Fragentyp A

Das Risiko der intrauterinen Übertragung des Rötelvirus ist bei einer Erstinfektion am größten in der (den)

A. 1.-3. SSW
B. ersten acht SSW
C. 8.-12. SSW
D. 16.-20. SSW
E. 24.-28. SSW

3.082   3.4.6   Fragentyp C

Nach den Mutterschaftsrichtlinien wird bei jeder Schwangeren ein Sabin-Feldmann-Test durchgeführt,

weil

jede Infektion mit Toxoplasma gondii vor und während der Schwangerschaft zu einer Fetopathie führen kann.

3.083   3.4.7   Fragentyp A

Eine 22jährige Erstgebärende mit einem seit einem Jahr bekannten Diabetes mellitus kommt in der 20. Schwangerschaftswoche zu Ihnen in die Praxis. Der Nüchternblutzucker betrug 80 mg%, im OGTT nach 60 Minuten 220 mg%, nach 120 Minuten 180 mg%. Keine Glucosurie. Bis zur 32. Schwangerschaftswoche zeigt sich unter alleiniger Diät ein normaler Schwangerschaftsverlauf. In der 32. Schwangerschaftswoche ist der biparietale Durchmesser dem Schwangerschaftstermin entsprechend.
Welche Entbindung würden Sie anstreben, sofern der weitere Schwangerschaftsverlauf normal ist?

A. Sofortige Sectio

B. Sectio in der 35.-36. Woche anstreben

C. Sectio, sobald das Kind lebensfähig ist

D. Spontangeburt am Termin

E. 2-3 Wochen vor dem Termin Geburt einleiten

3.084   3.4.7
               4.4.10   Fragentyp D

Welche Besonderheiten zeigen gravide Diabetikerinnen in ihrem Schwangerschaftsverlauf?

1) Im 1. Trimenon kommt es häufiger als bei gesunden Graviden zu Emesis und Hyperemesis.

2) Jedes Neugeborene einer Diabetikerin ist als Risikokind zu betrachten.

3) Die Häufigkeit des intrauterinen Fruchttodes steigt ab der 35. SSW stärker an.

4) Pfropfgestosen treten häufiger als bei gesunden Schwangeren auf.

Wählen Sie bitte die zutreffende Aussagenkombination.

A. Nur 1, 2 und 3 sind richtig
B. Nur 1, 2 und 4 sind richtig
C. Nur 3 und 4 sind richtig
D. Nur 1 und 2 sind richtig
E. Alle Aussagen sind richtig

3.085   3.4.7
        5.3.1   Fragentyp D

Welche Komplikationen seitens des Kindes treten bei schwangeren Diabetikerinnen gehäuft auf?

1) Small-for-date-babies
2) Hydramnion
3) Hypoglykämien post partun
4) Mißbildungen
5) Erhöhte Frühgeburtenrate

Wählen Sie bitte die zutreffende Aussagenkombination.

A. Nur 2, 3, 4 und 5 sind richtig
B. Nur 1, 2, 3 und 4 sind richtig
C. Nur 2 und 3 sind richtig
D. Nur 1, 3, 4 und 5 sind richtig
E. Alle Aussagen sind richtig

3.086 3.4.8 Fragentyp D

Bei einer Mehrlingsschwangerschaft tritt (treten) gehäuft auf:

1) EPH-Gestosen
2) Hyperemesis
3) Fehlgeburten
4) Frühgeburten

Wählen Sie bitte die zutreffende Aussagenkombination.

A. Nur 3 und 4 sind richtig
B. Nur 1 ist richtig
C. Nur 4 ist richtig
D. Nur 1, 2 und 3 sind richtig
E. Alle Aussagen sind richtig

3.087 3.5.1 Fragentyp D

Bei Blutungen in der Spätschwangerschaft kommen differentialdiagnostisch in Betracht:

1) Placenta praevia
2) Uterusruptur
3) Insertio velamentosa
4) Placentarandsinusblutungen
5) Portiocarcinom

Wählen Sie bitte die zutreffende Aussagenkombination.

A. Nur 1 ist richtig
B. Nur 1, 2 und 4 sind richtig
C. Nur 1, 2 und 5 sind richtig
D. Nur 1, 2 und 3 sind richtig
E. Alle Aussagen sind richtig

3.088 3.5.1
3.089 3.2.10 Fragentyp E

Eine 22jährige Erstgebärende bekommt 10 Wochen nach ihrer Menstruation eine leichte schmerzlose Blutung. Rectale Temperatur 37°C, Schwangerschaftstest positiv, Titer 1:128.

Der Uterus ist oberhalb der Symphyse tastbar und der Muttermund geschlossen.

3.088

Welche Diagnose wäre am wahrscheinlichsten?

A. Extrauteringravidität
B. Abortus febrilis
C. Abortus incipiens
D. Uterus myomatosus
E. Keine der Genannten

3.089

Welche therapeutischen Maßnahmen ergreifen Sie, um die Schwangerschaft zu erhalten?

1) Bettruhe und Sedierung der Schwangeren
2) Gabe von Antibiotica
3) Gabe von ß-Sympathomimetica
4) Oestrogen-Gestagen-Gemisch i.m. bis zur 16. bis 18. SSW 2-3 mal wöchentlich

Wählen Sie bitte die zutreffende Aussagenkombination.

A. Nur 1 ist richtig
B. Nur 1 und 2 sind richtig
C. Nur 1, 3 und 4 sind richtig
D. Nur 3 ist richtig
E. Nur 1, 2 und 4 sind richtig

3.090   3.5   Fragentyp A

Eine Chorioamnionitis wird am häufigsten hervorgerufen durch

A. vorzeitigen Blasensprung
B. vaginale Untersuchungen bei einer Schwangeren
C. herabgesetzte Resistenzlage der Schwangeren
D. Cohabitation während der Gravidität
E. eine Amniocentese

3.091   3.5.4   Fragentyp D

In der 2. Schwangerschaftshälfte können zum intrauterinen Fruchttod führen:

1) Die vorzeitige Lösung der normal sitzenden Placenta
2) Eklampsie
3) Diabetes mellitus
4) Placenta praevia
5) Morbus haemolyticus neonatorum

Wählen Sie bitte die zutreffende Aussagenkombination.

A. Alle Aussagen sind richtig
B. Nur 1, 3, 4 und 5 sind richtig
C. Nur 1, 2 und 4 sind richtig
D. Nur 2, 4 und 5 sind richtig
E. Nur 2 und 4 sind richtig

3.092   3.6.2   Fragentyp D

Die Amnioskopie wird durchgeführt zur

1) Diagnose eines Blasensprunges
2) Beurteilung der Fruchtwasserfarbe
3) Beurteilung der Kindesgröße
4) Erkennung des führenden Teiles

Wählen Sie bitte die zutreffende Aussagenkombination.

A. Nur 1 ist richtig
B. Nur 2 ist richtig
C. Nur 2 und 4 sind richtig
D. Nur 2 und 3 sind richtig
E. Alle Aussagen sind richtig

3.093   3.6   Fragentyp A

Eine Amnioskopie darf nicht durchgeführt werden bei

A. Verdacht auf Placenta praevia
B. Verdacht auf Rhesus-Inkompatibilität

C. Diabetes mellitus
D. EPH-Gestose
E. zeitlicher Übertragung

3.094   3.6.2   Fragentyp D

Eine Amniocentese ist zur vorgeburtlichen Diagnose indiziert bei

1) einer Zwillingsschwangerschaft
2) einigen recessiv vererbten Stoffwechseldefekten
3) einer Trisomie 21
4) chromosomalen Translokationen
5) dem kindlichen Geschlecht

Wählen Sie bitte die zutreffende Aussagenkombination.

A. Nur 1, 2 und 3 sind richtig
B. Nur 2, 3 und 4 sind richtig
C. Nur 2 und 5 sind richtig
D. Nur 2, 3, 4 und 5 sind richtig
E. Nur 1, 3 und 5 sind richtig

3.095   3.6.2   Fragentyp A

Mit welchem Risiko ist bei der Amnioskopie am häufigsten zu rechnen?

A. Blutungen
B. Infektion der Vagina
C. Chorionamnionitis
D. Blasensprengung
E. Wehenauslösung

3.096   3.6.2
                      4.4.1   Fragentyp A

Risiken der Ultraschalldiagnostik sind

A. unklare cerebrale Blutungen
B. Strahlenbelastung
C. akute Placentainsuffizienz
D. Blutung in die Amnionhöhle
E. keine der genannten

3.097   3.6.2   Fragentyp D

Welche Fehlermöglichkeiten müssen bei der Interpretation der Harnoestriolwerte berücksichtigt werden, da sie zu einer verminderten Oestriolausscheidung im Harn führen?

1) Tokolyse mit ß-Sympathomimetica
2) Therapie mit Corticosteroiden
3) Therapie mit Ampicillin
4) Therapie mit Neomycin

Wählen Sie bitte die zutreffende Aussagenkombination.

A. Nur 2, 3 und 4 sind richtig
B. Nur 2 ist richtig
C. Nur 3 ist richtig
D. Nur 3 und 4 sind richtig
E. Alle Aussagen sind richtig

4. Schwangerschaftsvorsorge

4.001	4.1.1	
4.002	4.1.2	Fragentyp B

Ordnen Sie den Begriffen der Liste 1 die jeweils richtige Häufigkeit der Liste 2 zu.

Liste 1

4.001 Mütterliche Sterblichkeit nach der WHO-Definition für 1975

4.002 Perinatale Sterblichkeit für 1975

Liste 2

A. 5/100000 Geburten

B. 40/100000 Geburten

C. 23‰

D. 40‰

E. 4‰

4.003	4.1.1	Fragentyp A

Die häufigste Ursache der mütterlichen Sterblichkeit bei Schwangerschaft und Geburt ist (sind)

A. EPH-Gestosen

B. Fehlgeburten

C. Kindbettfieber und Sepsis

D. Blutungen

E. Embolien im Wochenbett

4.004	3.4.3 4.1.2	Fragentyp C

Die kindliche Mortalität ist bei Schwangeren mit manifester Spätgestose erhöht,

weil

bei Schwangeren mit manifester Spätgestose die mütterliche Mortalität zwischen 8 und 25% liegt.

4.005 4.006	4.1.2	Fragentyp B

Ordnen Sie den Begriffen der Liste 1 die jeweils richtige Definition der Liste 2 zu.

<u>Liste 1</u>

4.005 Säuglingssterblichkeit

4.006 Perinatale Sterblichkeit

<u>Liste 2</u>

A. Sterblichkeit aller Leibesfrüchte über 1000 g, die vor, während und bis zum 7. Lebenstag nach der Geburt gestorben sind

B. Alle Totgeburten mit einer Länge von 35 und mehr Zentimetern

C. Sterblichkeit der Lebendgeborenen bis zum Ende des 1. Lebensjahres

D. Alle totgeborenen Leibesfrüchte mit Länge über 35 cm und gestorbene Neugeborene bis zum Ende des 1. Lebensjahres

E. Keine der aufgeführten Definitionen

4.007	4.1.2	Fragentyp C

Bei Beckenendlagen ist die perinatale Morbidität und Mortalität höher als bei Schädellagen,

weil

die Beckenendlagen nach Blasensprung häufiger zum Nabelschnurvorfall prädisponieren als Kopflagen.

4.008 4.1.2 Fragentyp C

Bei zeitlicher Übertragung steigt die perinatale Sterblichkeit an,

weil

regressive Veränderungen an der Placenta gut mit der Tragzeit korrelieren.

4.009 4.3.2 Fragentyp D

Erwerbstätige werdende Mütter dürfen nach dem Mutterschutzgesetz (MuSchG)

1) in den letzten 6 Wochen vor dem Entbindungstermin ausnahmslos nicht mehr beschäftigt werden
2) nicht mit Akkordarbeit beschäftigt werden
3) nicht an Sonn- und Feiertagen im Familienhaushalt arbeiten
4) nach Ablauf des 3. Schwangerschaftsmonats nicht mehr auf Beförderungsmitteln arbeiten

Wählen Sie bitte die zutreffende Aussagenkombination.

A. Nur 1, 2 und 3 sind richtig
B. Nur 1 und 2 sind richtig
C. Nur 2 und 4 sind richtig
D. Nur 1, 2 und 4 sind richtig
E. Nur 2 und 3 sind richtig

4.010   4.3.1   Fragentyp D

Sichere Schwangerschaftszeichen ist (sind)

1) das Ausbleiben der Periodenblutung
2) eine tastbare Vergrößerung des Uterus
3) das Hören kindlicher Herztöne
4) ein erhöhter HCG-Titer im Morgenurin

Wählen Sie bitte die zutreffende Aussagenkombination.

A. Nur 3 ist richtig
B. Nur 3 und 4 sind richtig
C. Nur 2, 3 und 4 sind richtig
D. Nur 1 und 3 sind richtig
E. Nur 4 ist richtig

4.011   4.3.1   Fragentyp A

Welche Aussage ist richtig? Sicheres Zeichen einer eingetretenen Schwangerschaft ist

A. die morgendliche Übelkeit
B. die Angabe der Mutter, Kindsbewegungen zu verspüren
C. die Größenzunahme des Uterus
D. das Ausbleiben der Regelblutung
E. die Erhöhung des HCG-Titers im Morgenurin

4.012   4.3.1   Fragentyp D

Zu den unsicheren Schwangerschaftszeichen zählen

1) livide Verfärbung der Vaginalhaut und der Portio
2) Erythroplakie auf der Portio
3) Zeichen nach Hegar
4) Piskačeksche Ausladung
5) sich verhärtender Uteruskörper bei bimanueller Palpation

Wählen Sie bitte die zutreffende Aussagenkombination.

A. Nur 1, 2 und 3 sind richtig

B. Nur 1 und 3 sind richtig

C. Nur 3 und 4 sind richtig

D. Nur 1, 3, 4 und 5 sind richtig

E. Nur 1 ist richtig

4.013   4.3.2   Fragentyp C

Hormonale Schwangerschafts-Tests mit hochdosierter Gabe einer Gestagen-Oestrogen-Kombination sind dem immunologischen HCG-Nachweis im Harn hinsichtlich der Trefferquote überlegen,

weil

hochdosierte Oestrogen-Gestagen-Kombinationspräparate bei fehlender Schwangerschaft innerhalb von 8-10 Tagen zu einer Abbruchblutung führen.

4.014   4.3.2   Fragentyp C

Nach Konzeption bleibt die hypertherme Basaltemperatur-Kurve der Corpus-luteum-Phase des Menstruationscyclus bis zur Geburt bestehen,

weil

im Verlauf der Schwangerschaft die Progesteronsekretion steigt.

4.015   4.3.2   Fragentyp C

Immunologische Schwangerschafts-Tests auf der Basis des HCG-Nachweises werden erst 8-10 Wochen nach erfolgter Konzeption positiv,

weil

ab der 8. bis 10. SSW eine Korrelation zwischen der Uterusgröße und der Schwangerschaftsdauer besteht.

4.016　　　　　　　　4.4.1　　　　　　　　Fragentyp D

Welche Aussagen über die Schwangerenvorsorge sind richtig?

1) Normale Schwangerschaften werden bis zur 32. SSW in 4wöchentlichem Abstand kontrolliert.

2) Die obligaten Vorsorgeuntersuchungen sind im Mutterschutzgesetz (MuSchG) festgelegt.

3) Risikoschwangerschaften müssen frühzeitig erkannt und häufiger kontrolliert werden.

4) Der errechnete Entbindungstermin ist für die 6-Wochen-Frist vor der Entbindung entscheidend.

5) Der errechnete Entbindungstermin ist für die 8-Wochen-Frist nach der Entbindung entscheidend.

Wählen Sie bitte die zutreffende Aussagenkombination.

A. Nur 1, 3 und 5 sind richtig
B. Nur 1, 3 und 4 sind richtig
C. Nur 1, 2 und 4 sind richtig
D. Nur 1, 2, 3 und 4 sind richtig
E. Alle Aussagen sind richtig

4.017　　　　　　　　4.4.1　　　　　　　　Fragentyp D

Welche obligaten Untersuchungen müssen bei einer festgestellten Schwangerschaft nach den Mutterschaftsrichtlinien routinemäßig durchgeführt werden?

1) Blutdruckmessung

2) Bestimmung des Körpergewichtes

3) Sabin-Feldmann-Test

4) Röteln-HAH-Test

5) Elektrokardiogramm

Wählen Sie bitte die zutreffende Aussagenkombination.

A. Nur 1, 2 und 4 sind richtig
B. Nur 1, 2, 3 und 4 sind richtig
C. Nur 1 und 2 sind richtig
D. Nur 1, 2, 4 und 5 sind richtig
E. Nur 1, 2 und 3 sind richtig

4.018   4.4.1   Fragentyp D

Zu den Aufgaben der Schwangerenvorsorge gehören

1) Bestimmung des Geburtstermines
2) Diagnose der Schwangerschaft
3) Erkennen von Regelwidrigkeiten in der Schwangerschaft
4) Vorbereitung auf die Geburt
5) Beratung der Schwangeren

Wählen Sie bitte die zutreffende Aussagenkombination.

A. Nur 1, 2, 3 und 5 sind richtig
B. Nur 1, 2 und 3 sind richtig
C. Nur 2, 3, 4 und 5 sind richtig
D. Nur 2, 3 und 5 sind richtig
E. Alle Aussagen sind richtig

4.019   4.4.1   Fragentyp A

Welche Aussage ist richtig? Die im Rahmen der Schwangerenbetreuung regelmäßig vorgenommene Blutdruckmessung dient in erster Linie zur Früherkennung

A. eine Pyelonephritis
B. einer Gestose
C. eines Hydramnion
D. eines Vena-cava-Syndroms
E. eines Morbus Cushing

4.020   4.4.1   Fragentyp A

Die Errechnung des zu erwartenden Geburtstermines post menstruationem geht aus von

A. dem 1. Tag der letzten Periodenblutung
B. dem Tag, an dem die letzte Periodenblutung hätte einsetzen müssen
C. dem letzten Tag der letzten Menstruationsblutung
D. dem 14. Tag nach Beginn der letzten Regelblutung
E. dem 14. Tag vor Einsetzen der letzten Menstruationsblutung

4.021
4.022   4.4.1   Fragentyp B

Ordnen Sie dem Cyclusbefund der Liste 1 den jeweils richtigen nach der erweiterten Naegelschen Regel errechneten Geburtstermin der Liste 2 zu.

Liste 1

4.021 Letzte Regel 1.4. Cyclus 28 Tage Dauer
4.022 Letzte Regel 12.9. Cyclusdauer 32 Tage regelmäßig

Liste 2

A. 7. 1. des darauffolgenden Jahres
B. 1. 6. des darauffolgenden Jahres
C. 17. 6. des darauffolgenden Jahres
D. 23. 6. des darauffolgenden Jahres
E. 24. 12. des darauffolgenden Jahres

4.023   4.4.1   Fragentyp A

Wieviel Prozent der Kinder kommen nach der post-menstruationem errechneten Schwangerschaftsdauer am 282. Tag (Treffsicherheit der Naegelschen Regel)?

A. 0,4%
B. 4%
C. 14%
D. 26%
E. 67%

4.024
4.025   4.4.1
4.026   3.2.10   Fragentyp E

Bei einer 27jährigen Frau stellen Sie eine Schwangerschaft in der 9. Schwangerschaftswoche fest. Die Frau gibt an, daß sie vor 2 Jahren wohl eine Fehlgeburt gehabt habe. Im 4. Monat sei ihr damals ohne irgendeine Wehentätigkeit Wasser aus der Scheide geflossen, und auf der Toilette habe sie einen großen Blutklumpen ausgestoßen.

4.024

Wie nennt man den in der Anamnese der Frau erfolgten Vorgang, der zur Fruchtaustreibung führte?

A. Nidationsblutung

B. Stille Cervixdilatation

C. Zeichnen

D. Probegeburt

E. Protrahierte Geburt (missed abortion)

4.025

Auf welche Maßnahmen ist aufgrund der Anmnese bei dieser Patientin in der weiteren Schwangerschaftsüberwachung besonderen Wert zu legen?

A. Amniocentese im Abstand von 4-6 Wochen

B. Kontinuierliche Ultraschalluntersuchungen

C. Regelmäßige vaginale Kontrolle des Cervixbefundes

D. Wöchentliche Kontrolle der Serumoestriol- und HPL-Werte

E. Verordnung wehenhemmender Präparate

4.026

Die Prognose dieser Regelwidrigkeit der 27jährigen Schwangeren hängt in erster Linie ab von

A. dem frühzeitigen Erkennen dieser Störung

B. dem rechtzeitigen Erfassen des sog. "Oestrogensturzes"

C. der guten Einstellung des Diabetes mellitus

D. der Ordnungszahl der Geburt

E. dem frühzeitigen Erfassen einer Chorionamnionitis

4.027 4.4.1
4.028 5.3.1   Fragentyp F

Eine 21jährige 160 cm große Schwangere kommt am Geburtstermin zu Ihnen in die Klinik zur Geburtsanmeldung. Die Ergebnisse der bisherigen Vorsorgeuntersuchungen entnehmen Sie dem mitgebrachten Mutterpaß (siehe unten).

Gravida: 1   Para: 1   Zyklus: 28/3   LR: 10.5.77   EKB: _____   ET: 17.2.78
Besonderheiten: _____

Tag der Untersuchung										
Schwangerschaftswoche	12	16	20	24	29	32	36	38		
Fundusstand	∅	2QF↑S	2QF↓N	Nabel	3QF↑N	4QF↑N	2QF↓RB	4QF↓RB		
Kindslage							Kopf fest im Becken			
Herztöne	∅	+	+	+	+!	+!	!+	!+		
Oedeme / Varikosis	-	-	-	-	-	-	-	+		
Gewicht	60,1	60,4	59,8	61,2	63,6	66,4	67,7	69,0		
Blutdruck	110/60	110/60	100/50	120/90	110/60	100/70	90/50	100/60		
Urin (Z/E) Sediment Bakteriol. Befund	o.B.	Z+	o.B.	E+	E+	o.B.	o.B.	o.B.		
Hb (Ery)	14,2	14,0	14,0	13,6	13,2	12,6	12,8	12,4		
Sonstiges Z.B. vag. Unters. Amniosk. Ultrasch. Verordnungen usw.		Emesis		US. Bip 6,4 ThQ 5,8						

4.027

Wie beurteilen Sie den bisherigen Schwangerschaftsverlauf?

1) Die Größenzunahme des Uterus entspricht der Norm.

2) Der Entbindungstermin (ET) dürfte zu spät liegen, da der Fundusstand zwischen der 36.-38. SSW gesunken ist.

3) Bei Erstgraviden sollte der kindliche Kopf bereits in der 32. SSW fest im Beckeneingang stehen.

4) Im bisherigen Schwangerschaftsverlauf bestand keine Anämie.

5) Die Gesamtgewichtszunahme liegt im Normbereich.

Wählen Sie bitte die zutreffende Aussagenkombination.

A. Nur 1, 4 und 5 sind richtig

B. Nur 1, 3 und 4 sind richtig

C. Nur 2, 3 und 5 sind richtig

D. Nur 4 und 5 sind richtig

E. Nur 2 und 5 sind richtig

4.028

Bei dieser 21jährigen Schwangeren bestand im Verlauf der Schwangerschaft eine monosymptomatische Gestose,

weil

bei dieser Schwangeren eine überdurchschnittliche Gewichtszunahme in der Schwangerschaft bestand.

4.029   4.4.1   Fragentyp A

Der Geburtstermin wird am sichersten ermittelt mit

A. mehrmaliger Messung des biparietalen Durchmessers mit Ultraschall
B. Mehrfachbestimmung der HPL-Konzentration im mütterlichen Blut
C. Auftreten der ersten Kindsbewegungen
D. Berechnung nach der erweiterten Naegelschen Regel
E. mehrmalige Messung der HCG-Ausscheidung im Urin

         4.4.1
4.030   3.3.2   Fragentyp A

Die normale Gewichtszunahme in einer ungestörten Schwangerschaft beträgt im Mittel

A. 1,5-2 kg
B. 5-7 kg
C. 8,5-12,5 kg
D. 15-17 kg
E. 20-22 kg

4.031   4.4.1   Fragentyp A

Eine Erstgebärende spürt in der Regel erste Kindsbewegungen in der

A. 14. SSW
B. 16. SSW
C. 18. SSW
D. 20. SSW
E. 22. SSW

4.032   4.4.1   Fragentyp A

Bei der Fetometrie im 2. und 3. Trimenon mittels Ultraschall-B-Bild ist das wichtigste Maß

A. der biparietale Kopfdurchmesser
B. der Fruchtblasendurchmesser
C. der Thoraxdurchmesser
D. der größte abdominelle Durchmesser
E. die Scheitelsteißlänge

4.033
4.034   4.4.1   Fragentyp B

Ordnen Sie dem Fundusstand der Liste 1 die jeweils typische Schwangerschaftswoche der Liste 2 zu.

Liste 1	Liste 2
4.033 Fundusstand am Nabel	A. 16. SSW
4.034 Fundusstand am Rippenbogen	B. 20. SSW
	C. 24. SSW
	D. 36. SSW
	E. 40. SSW

4.035
4.036
4.037   4.4.1   Fragentyp B

Ordnen Sie den Handgriffen der Liste 1 die jeweils
richtige Indikation der Liste 2 zu.

Liste 1

4.035 1. Leopoldscher Handgriff

4.036 4. Leopoldscher Handgriff

4.037 2. Leopoldscher Handgriff

Liste 2

A. Beurteilung der räumlichen Beziehung zwischen Kopf und Beckeneingang
B. Feststellung der Höhe des Fundusstandes
C. Unterscheidung zwischen Schädel- und Beckenendlage
D. Kontrolle der Stellung des kindlichen Rückens
E. Beurteilung, ob Beckeneingang für den kindlichen Kopf groß genug ist

4.038   4.4.2   Fragentyp D

Welcher Handgriff erlaubt im Rahmen der Schwangerschaftsüberwachung Aussagen über die funktionelle Beckendiagnostik?

1) Zangemeister-Handgriff
2) 1. Leopoldscher Handgriff
3) 2. Leopoldscher Handgriff
4) 4. Leopoldscher Handgriff

Wählen Sie bitte die zutreffende Aussagenkombination.

A. Nur 4 ist richtig
B. Nur 1 ist richtig
C. Nur 1 und 4 sind richtig
D. Nur 1 und 2 sind richtig
E. Nur 3 und 4 sind richtig

4.039   4.4.3   Fragentyp D

Rauchen in der Schwangerschaft führt zu einer Erhöhung

1) der perinatalen Sterblichkeit
2) des kindlichen Geburtsgewichtes
3) der Frühgeburtenrate
4) der Gestoseincidenz

Wählen Sie bitte die zutreffende Aussagenkombination.

A. Nur 1 und 3 sind richtig
B. Nur 1, 3 und 4 sind richtig
C. Nur 4 ist richtig
D. Nur 2, 3 und 4 sind richtig
E. Alle Aussagen sind richtig

4.040   4.4.3   Fragentyp D

Welche Aussagen über die Ernährung in der Schwangerschaft sind richtig?

1) Eine Flüssigkeitsbeschränkung auf 500-1000 ml ist prinzipiell sinnvoll.
2) Bei Gestosegefährdung ist die Kochsalzzufuhr einzuschränken.
3) Der Calcium- und Eisenbedarf ist in der Schwangerschaft erhöht.
4) Kaffee und Tee sind für Schwangere in beschränktem Umfang unschädlich.
5) Der Fettbedarf liegt in der Schwangerschaft unter dem Eiweißbedarf.

Wählen Sie bitte die zutreffende Aussagenkombination.

A. Nur 2, 3, 4 und 5 sind richtig
B. Nur 1, 2, 3 und 4 sind richtig
C. Nur 1, 2 und 3 sind richtig
D. Nur 2 und 3 sind richtig
E. Alle Aussagen sind richtig

| 4.041 | 4.4.6 | Fragentyp A |

Fetotoxische Medikamente sind alle, <u>außer</u>

A. Anabolica
B. Sulfonamide
C. Cumarine
D. Insulin
E. Phenacetin

| 4.042 | 4.4.7 | Fragentyp A |

Welche der aufgeführten Impfungen ist für eine Schwangere unbedenklich?

A. Pockenimpfung
B. BCG-Impfung
C. Cholera-Impfung
D. Gelbfieber-Impfung
E. Impfung mit Tetanol

4.043   4.4.9
         3.6.2   Fragentyp D

Durch Amniocentese und Untersuchung des Fruchtwassers und/oder Amnionzellen nach Anlegen einer Kultur können bereits in der Frühschwangerschaft folgende Diagnosen gestellt werden:

1) Geschlecht des Kindes
2) Chromosomenstatus des Feten
3) Alter der Schwangerschaft
4) Vorliegen von Anencephalie oder Spina bifida
5) Angeborene Stoffwechselstörungen
6) Vorliegen von Herzvitien

Wählen Sie bitte die zutreffende Aussagenkombination.

A. Nur 1, 3 und 6 sind richtig
B. Nur 1, 2, 4 und 5 sind richtig
C. Nur 3, 4, 5 und 6 sind richtig
D. Nur 2, 4 und 5 sind richtig
E. Nur 1, 3, 4 und 6 sind richtig

4.044
4.045
4.046   4.4.9   Fragentyp E

Bei einer 24jährigen Frau, die vor 2 Jahren einen mongoloiden Jungen geboren hat, stellen Sie eine erneute Schwangerschaft fest. Da die letzte Regel am 4.2. gewesen ist, befindet sich die Patientin in der 8. SSW. Nach Angaben der Mutter soll bei dem Kind ein Translokationsmongolismus vorgelegen haben (46 XY -D, +t (D/G)).
Jetzt befürchtet die Frau erneut ein krankes Kind zur Welt zu bringen und bittet um Ihren Rat.

4.044

Welchen Vorschlag machen Sie den Eltern?

A. Sofortige Interruptio notwendig, da mit an Sicherheit grenzender Wahrscheinlichkeit das Kind wieder mongoloid sein wird.

B. Kein Grund zur Beunruhigung, da mit zunehmendem Alter der Mutter das Risiko eines Translokationsmongolismus sinkt.

C. Mittels pränataler Diagnostik ließe sich bei gewünschter Schwangerschaft eine Chromosomenaberration feststellen.
D. Sofortige Amniocentese durchführen. Punktat auf Barrbodies und F-Bodies untersuchen.
E. Schwangerschaft austragen unter engmaschiger Kontrolle der HPL- und Oestriolwerte im Serum.

4.045

Sollte bei dieser Schwangeren eine Amniocentese durchgeführt werden, wäre der günstigste Zeitpunkt

A. sofort

B. die 10.-12. SSW

C. die 14.-16. SSW

D. die 20.-22. SSW

E. die 28.-30. SSW

4.046

Bei dieser Patientin sollte bei entsprechender Indikation eine Blindpunktion der Amnionhöhle nicht durchgeführt werden,

<u>weil</u>

die transvaginale Punktion der Amnionhöhle zu einer größeren Abort- und Frühgeburtenrate führt.

5. Geburt und Risikogeburt

5.001 5.1.1 Fragentyp C

Bei Mehrgebärenden ist in der frühen Eröffnungsperiode die Portio in der Regel noch wulstig,

weil

bei Mehrgebärenden die Eröffnung des inneren und äußeren Muttermundes während der Eröffnungsperiode gleichzeitig erfolgt.

5.002 5.1.2 Fragentyp A

Die Wehentätigkeit kann am besten kontrolliert werden mit der/dem

A. Tokographie
B. palpatorischen Überwachung der Portiobefunde
C. Registrierung der fetalen Herztöne
D. 3. und 4. Leopoldschen Handgriff
E. Hochsteigen der Bandlschen Retraktionsfurche

5.003 5.1.2 Fragentyp C

Der rechtzeitige Blasensprung tritt am häufigsten am Ende der Eröffnungsperiode auf,

weil

Preßwehen zu intraamnialen Druckwerten von über 100 mm Hg führen.

5.004	5.007		
5.005			
5.006		5.1.3	Fragentyp B

Ordnen Sie den Begriffen der Liste 1 die jeweils richtige Definition der Liste 2 zu.

Liste 1

5.004 Einstellung
5.005 Lage
5.006 Stellung
5.007 Haltung

Liste 2

A. Beziehung der kindlichen Teile zueinander
B. Beziehung des vorangehenden Teiles zum Geburtskanal
C. Beziehung zwischen kindlicher Oberfläche und der Innenfläche des Uterus
D. Beziehung der Längsachse des Kindes zur Längsachse des Geburtskanals
E. Keine der genannten Definitionen

5.008	5.1.3	Fragentyp D

Für die 1. vordere Hinterhauptslage gilt:

1) Der kindliche Rücken ist nach rechts gewandt.
2) Es liegt eine Längslage vor.
3) Es liegt eine Schädellage vor.
4) Die große Fontanelle ist die führende Leitstelle.
5) Kurz vor dem Austritt des kindlichen Kopfes ist der Rücken nach vorn zur Symphyse gewandt.

Wählen Sie bitte die zutreffende Aussagenkombination.

A. Nur 1, 2 und 3 sind richtig
B. Nur 2, 3 und 4 sind richtig
C. Nur 2, 4 und 5 sind richtig
D. Nur 2, 3 und 5 sind richtig
E. Nur 2 und 3 sind richtig

5.009   5.1.3   Fragentyp A

Die Häufigkeit geburtsmechanischer Regelwidrigkeiten beträgt ca.

A. 1%
B. 3%
C. 6%
D. 10%
E. 20%

5.010   5.1.3   Fragentyp A

Welcher Befund wird bei der vaginalen Untersuchung bei der 1. vorderen Hinterhauptslage in der ersten Phase der Geburt erhoben?

A. Querverlaufende Pfeilnaht in der Führungslinie, Fontanellen auf gleicher Höhe
B. Führung der kleinen Fontanellen, Pfeilnaht im 1. schrägen Durchmesser
C. Führung der kleinen Fontanellen, Pfeilnaht im geraden Durchmesser
D. Große Fontanelle in der Führungslinie, Pfeilnaht im entgegengesetzten schrägen Durchmesser
E. Keiner der Genannten

5.011   5.1.3   Fragentyp D

Bei der 1. Phase der Geburt aus der 1. vorderen Hinterhauptslage zeigt sich bei der inneren Untersuchung, daß die Fontanellen auf gleicher Höhe liegen und die Pfeilnaht querverläuft. Nach Eintritt des kindlichen Kopfes ins kleine Becken führt der Kopf folgende Bewegungen aus (2. Phase der Geburt):

1) Durch Beugung des Kopfes kommt es zum Führen der kleinen Fontanelle.
2) Durch Streckung des Kopfes kommt es zum Führen der großen Fontanellen.
3) Durch Drehung des Kopfes kommt es zu einem Verlauf der Pfeilnaht im geraden Durchmesser.
4) Durch die Drehung des Kopfes kommt der Nacken zum Damm hin zu liegen.

Wählen Sie bitte die zutreffende Aussagenkombination.

A. Nur 1 ist richtig
B. Nur 1 und 3 sind richtig
C. Nur 1 und 4 sind richtig
D. Nur 2 und 3 sind richtig
E. Nur 2 und 4 sind richtig

5.012 5.1.3 Fragentyp D

Beim Höhenstand des Geburtsobjektes im Beckendurchgang ist regelwidrig

1) der hohe Querstand
2) der hohe Geradstand
3) die Roederer-Kopfhaltung
4) die indifferente Haltung

Wählen Sie bitte die zutreffende Aussagenkombination.

A. Nur 2 ist richtig
B. Nur 1 und 2 sind richtig
C. Nur 2 und 3 sind richtig
D. Nur 2 und 4 sind richtig
E. Nur 2, 3 und 4 sind richtig

5.013 5.1.3 Fragentyp A

Bei welcher nach anfänglicher Indifferenzhaltung eingenommenen kindlichen Kopfhaltung im Geburtskanal ist der Kopfumfang am geringsten?

A. Hinterhauptslage
B. Gesichtslage
C. Stirnlage
D. Vorderhauptslage
E. Keine der Genannten

5.014 5.1.3
5.1.4 Fragentyp D

Bei welchem Geburtsmechanismus ist eine Geburtsgeschwulst rechts über dem Hinterhaupt zu erwarten?

1) 1. vordere HHL
2) 2. vordere HHL
3) 1. hintere HHL
4) 2. hintere HHL

Wählen Sie bitte die zutreffende Aussagenkombination.

A. Nur 1 ist richtig
B. Nur 2 ist richtig
C. Nur 1 und 3 sind richtig
D. Nur 2 und 4 sind richtig
E. Nur 1 und 2 sind richtig

5.015 5.1.4 Fragentyp A

Die Austreibungsperiode umfaßt den Zeitraum von

A. den ersten Senkwehen bis zur Geburt des Kindes
B. den ersten Geburtswehen bis zur vollständigen Eröffnung des Muttermundes
C. den ersten Geburtswehen bis zur Geburt des Kindes
D. der vollständigen Eröffnung des Muttermundes bis zur Geburt des Kindes
E. Einschneiden des kindlichen Kopfes bis zum Ausstoßen der Placenta

5.016 5.1.4 Fragentyp A

Welche Aussage ist <u>falsch</u>? Während der Eröffnungsperiode der Geburt kommt es

A. bei zunehmender Wehentätigkeit zum rechtzeitigen Blasensprung
B. zum sogenannten "Zeichnen"
C. zum Einschneiden des kindlichen Kopfes
D. zur Muttermundseröffnung
E. zum Sprung der Vorblase

5.017
5.018
5.019   5.1.4   Fragentyp B

Ordnen Sie den Phasen der Geburt (Liste 1) für eine Erstgebärende die zulässige Dauer der Liste 2 zu, die wegen einer Gefährdung des Kindes nicht überschritten werden sollte.

Liste 1

5.017 Eröffnungsperiode
5.018 Austreibungsperiode
5.019 Preßperiode

Liste 2

A. 5 Minuten
B. 20 Minuten
C. 30-60 Minuten
D. 3 Stunden
E. 12 Stunden

5.020   5.1.4
              5.3.3   Fragentyp A

Von einer protrahierten Geburt spricht man, wenn bei einer Erstgebärenden die Geburtsdauer über

A. 30 Minuten beträgt
B. 2 Stunden beträgt
C. 6 Stunden beträgt
D. 8 Stunden beträgt
E. 12 Stunden beträgt

5.021   5.1.4   Fragentyp A

Welche Lage gilt als geburtsunmöglich?

A. Mentoposteriore Gesichtslage
B. Vorderhauptslage
C. Stirnlage
D. Mentoanteriore Gesichtslage
E. Untere Hauptlage

5.022   5.2.1   Fragentyp A

Welche Aussage ist <u>falsch</u>? Bei der vaginalen Untersuchung der Kreißenden soll beurteilt werden

A. der Höhenstand des vorangehenden Teiles
B. die Intensität der Eröffnungswehen
C. der Zustand der Vorblase
D. die Art des vorangehenden Teiles
E. die Portio

5.023   5.2.1
        5.2.2   Fragentyp A

Eine 19jährige Erstgebärende kommt 4 Tage vor dem errechneten Termin zu Ihnen in die Klinik. Der bisherige Schwangerschaftsverlauf war nach dem Mutterpaß unauffällig. Die Allgemeinuntersuchung der Schwangeren zeigt keinen pathologischen Befund.
<u>Portiobefund:</u> Portio in Führungslinie, verstrichen, weich, Muttermund ca. 2-3 Zentimeter geöffnet. Kindlicher Kopf auf Höhe des unteren Symphysenrandes.
Welche Maßnahme würden Sie als nächste durchführen?

A. Sofortige Sectio
B. Für die nächsten 4 Tage eine Tokolyse
C. CTG und Amnioskopie
D. Sofortige Geburtseinleitung mit Ocytocintropf
E. In 4 Tagen wiederbestellen

5.024   5.2.1   Fragentyp A

Welcher Muskel wird bei der mediolateralen Episotomie durchtrennt?

A. Musculus bulbospongiosus
B. Musculus ischiocavernosus
C. Musculus levator ani
D. Musculus transversus perinei profundus
E. Musculus spincter ani externus

5.025
5.026   5.2.2   Fragentyp F

Ordnen Sie den Auskultationsstellen der Liste 1 die
Geburtslagen der Liste 2 zu, bei denen über dieser
Auskultationsstelle die Herztöne am lautesten sind.

Liste 1

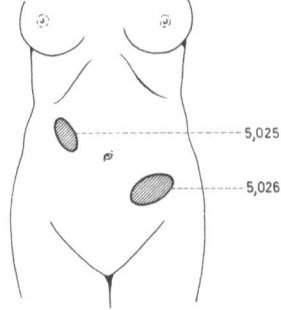

Liste 2

A. Rechte vordere und rechte hintere Beckenendlage
B. Rechte vordere und rechte hintere Hinterhauptslage
C. Linke vordere und hintere Gesichtslage, rechte
   vordere und rechte hintere Hinterhauptslage
D. Linke vordere und hintere Beckenendlage
E. Linke vordere und linke hintere Hinterhauptslage,
   rechte hintere und rechte vordere Gesichtslage

5.027   5.2.2   Fragentyp D

Eine Beurteilung des CTG erfolgt anhand folgender Kriterien:

1) Niveau der Basalfrequenz
2) Amplitude der basalen Herzfrequenz
3) Zahl der Nulldurchgänge
4) De- und Akcelerationen der fetalen Herzfrequenz

Wählen Sie bitte die zutreffende Aussagenkombination.

A. Nur 1 und 2 sind richtig
B. Nur 1, 2 und 4 sind richtig
C. Nur 3 und 4 sind richtig
D. Nur 1, 2 und 4 sind richtig
E. Alle Aussagen sind richtig

5.028   5.2.2   Fragentyp D

Fetale Herztöne können unter der Geburt bzw. ante partum kontrolliert werden mit

1) der Ableitung des fetalen EKG
2) der Phonokardiographie
3) dem geburtshilflichen Stethoskop
4) der Ultraschallkardiographie

Wählen Sie bitte die zutreffende Aussagenkombination.

A. Alle Aussagen sind richtig
B. Nur 2, 3 und 4 sind richtig
C. Nur 1, 2 und 3 sind richtig
D. Nur 3 und 4 sind richtig
E. Nur 2 und 3 sind richtig

5.029   5.2.2   Fragentyp C

Bei der protrahierten Geburt infolge Gesichtslage ist unbedingt eine Mikroblutuntersuchung aus der kindlichen Kopfhaut durchzuführen,

weil

bei einer Gesichtslage die Geburt in der Regel mittels
Vakkumextraktion oder Forceps vorgenommen wird.

5.030   5.2.2   Fragentyp A

In der Austreibungsperiode besteht eine Acidose bei
einem aktuellen fetalen pH-Wert unter

A. 7,36
B. 7,33
C. 7,28
D. 7,20
E. 7,10

5.031   5.2.2   Fragentyp A

Die mittels CTG angeleitete fetale Herzfrequenz ist
schwer tachykard bei mehr als

A. 80/min
B. 100/min
C. 120/min
D. 160/min
E. 180/min

5.032   5.2.2
                     3.4.4   Fragentyp A

Die zuverlässigste Methode zur Beurteilung des fetalen
Zustandes bei einer Rhesus-Inkompatibilität ist die

A. pH-Messung im Fruchtwasser
B. Bilirubinbestimmung im mütterlichen Blut
C. Amnioskopie
D. Bilirubinbestimmung im Fruchtwasser
E. serologische Untersuchung von Mutter und Fet

5.033	5.2.2	
5.034	5.3.1	Fragentyp E

Eine 34jährige Frau kommt am 10.1.78 zu Ihnen in die Klinik, um sich zur Geburt anzumelden.
Der bisherige Schwangerschaftsverlauf ist nach dem Mutterpaß regelrecht. Die Frau gibt an, daß in den letzten Tagen die Kindesbewegungen schwächer geworden seien.
Angaben nach dem Mutterpaß: Letzte Periode am 15.3.77, Gravida III, Para II.
Gynäkologischer Aufnahmebefund: Fundus am Rippenbogen, Portio zentriert, nimmt Fingerkuppe auf. Kopf fest im Beckeneingang. Kindliche Herztöne normal, Frequenz 148/min.

5.033

Welche Diagnose stellen Sie?

A. Abortus imminens

B. Zeitliche Übertragung

C. Drohender intrauteriner Fruchttod

D. Normalbefund 1 Woche vor dem errechneten Termin

E. Keine der genannten Diagnosen

Nach der gynäkologischen Untersuchung lassen Sie ein CTG bei dieser Patientin anfertigen. CTG-Befund: Basalfrequenz 140 Spm, undulatorischer Oscillationstyp, deutliche, von fetalen Bewegungen abhängige Accelerationen.

5.034

Wie interpretieren Sie den Aufnahmestatus dieser Patientin?

1) Der CTG-Befund macht eine intensive Überwachung der Schwangeren erforderlich.

2) Aufgrund des Gesamtbefundes sollte die Geburt mittels aOBT unverzüglich eingeleitet werden.

3) Aufgrund der Anamnese liegt eine Risikoschwangerschaft vor.

4) Der Portiobefund dieser Schwangeren ist pathologisch.

Wählen Sie bitte die zutreffende Aussagenkombination.

A. Nur 1 und 4 sind richtig
B. Nur 2 und 3 sind richtig
C. Nur 1 ist richtig
D. Nur 1, 2 und 4 sind richtig
E. Nur 2, 3 und 4 sind richtig

5.035   5.2.4   Fragentyp D

Verfahren der Leitungs- und Lokalanaesthesie sind

1) die Pudendusanaesthesie
2) die Spinalanaesthesie
3) die Paracervicalanaesthesie (PCB)
4) die Epiduralanaesthesie (EDA)

Wählen Sie bitte die zutreffende Aussagenkombination.

A. Nur 1 und 3 sind richtig
B. Nur 1, 3 und 4 sind richtig
C. Nur 1 und 2 sind richtig
D. Nur 1, 2 und 3 sind richtig
E. Alle Aussagen sind richtig

               5.3.3
5.036   5.5.2   Fragentyp D

Zu einer protrahierten Geburt können führen:

1) Hypertone Wehenstörungen
2) Eine spastische Cervixdystokie
3) Beckenendlagen
4) Eine Schwangerschaft bei Uterus myomatosus

Wählen Sie bitte die zutreffende Aussagenkombination.

A. Nur 1 und 2 sind richtig
B. Nur 1, 2 und 3 sind richtig
C. Nur 2, 3 und 4 sind richtig
D. Nur 3 ist richtig
E. Alle Aussagen sind richtig

5.037   5.3.4   Fragentyp D

Typische Komplikationen bei Beckenendlagen ist (sind)

1) der vorzeitige Blasensprung
2) der Nabelschnurvorfall
3) das Kephalhämatom
4) cerebrale kindliche Blutungen
5) Wehenschwäche

Wählen Sie bitte die zutreffende Aussagenkombination.

A. Nur 1 und 2 sind richtig
B. Nur 1, 2 und 4 sind richtig
C. Nur 1, 2, 4 und 5 sind richtig
D. Nur 3, 4 und 5 sind richtig
E. Alle Aussagen sind richtig

5.038   5.3.4   Fragentyp C

Bei Frühgeburten werden Beckenendlagen häufiger gefunden als bei Geburten am Termin,

weil

bis zur 28. SSW ein Viertel aller Embryonen in Beckenendlage liegen.

5.039   5.3.4   Fragentyp A

Welche Untersuchungen führen Sie bei Verdacht auf ein Mißverhältnis zwischen Kopf und Becken durch?

A. Bestimmung der Bandelschen Furche
B. 5. Leopoldscher Handgriff
C. Brachtsches Manöver
D. 3. Leopoldscher Handgriff (und Messung des Bip)
E. Keine der genannten

5.040   5.3.4   Fragentyp D

Lageanomalien sind (ist)

1) Querlagen
2) Schräglagen
3) Beckenendlagen
4) Schulterdystokien
5) Roederer-Kopfhaltung

Wählen Sie bitte die zutreffende Aussagenkombination.

A. Nur 1 und 4 sind richtig
B. Nur 1 und 2 sind richtig
C. Nur 3, 4 und 5 sind richtig
D. Nur 3 und 5 sind richtig
E. Nur 1, 2 und 4 sind richtig

5.041   5.3.5   Fragentyp C

Bei Schwangeren mit Uterus myomatosus kommt es gehäuft zur zeitlichen Übertragung,

weil

Myome bei bestehender Schwangerschaft zu Störungen der Wehentätigkeit führen können.

5.042   5.3.5   Fragentyp A

In einer Gravidität führen uterine Mißbildungen am häufigsten zu

A. Beckenendlagen
B. Querlagen
C. Frühgeburten
D. Aborten
E. einer Cervixinsuffizienz

5.043   5.3.8   Fragentyp A

Welche Aussage ist die beste? Beim vorzeitigen Fruchtwasserabgang geht Fruchtwasser ab vor

A. der 38. SSW
B. dem Beginn der regelmäßigen Eröffnungswehen
C. der Senkwehen
D. dem sogenannten Zeichnen
E. dem Blasensprung

5.044   5.3.8   Fragentyp D

Komplikationen eines vorzeitigen Blasensprungs ist (sind)

1) die Chorionamnionitis
2) das Amnioninfusionssyndrom
3) der Nabelschnurvorfall
4) die Frühgeburt

Wählen Sie bitte die zutreffende Aussagenkombination.

A. Nur 1 ist richtig
B. Nur 1 und 4 sind richtig
C. Nur 1, 3 und 4 sind richtig
D. Nur 2, 3 und 4 sind richtig
E. Nur 3 ist richtig

5.045   5.3.10   Fragentyp A

Die Cerclage nach Shirodkar ist die Therapie der Wahl bei

A. dem Uterus bicornicis
B. der Cervixinsuffizienz
C. der Chorionamnionitis
D. der Placenta praevia totalis
E. dem vorzeitigen Blasensprung

5.046   5.4.1   Fragentyp A

Eine 25jährige Zweitgebärende kommt 3 Tage vor dem errechneten Geburtstermin zu Ihnen in die Praxis. Sie gibt an, daß sie heute nacht ca. 1 Stunde geblutet habe. Dabei sei auch ein Blutcoagel abgegangen. Vorher und nachher habe sie krampfartige Schmerzen im Unterbauch gehabt. Momentan habe sie aber keine Schmerzen mehr. Welche Untersuchung sollten Sie in diesem Falle unterlassen?

A. Puls- und Blutdruck-Messung

B. Äußere Untersuchung

C. Vaginale Untersuchung

D. Bestimmung von Hämatokrit und Hämoglobin

E. Alle genannten Untersuchungen

5.047   5.4.1   Fragentyp D

Blutungen in der ersten Schwangerschaftshälfte sind verdächtig auf

1) eine Uterusruptur
2) eine Extrauteringravidität
3) einen Abort
4) eine Blasenmole
5) eine Placenta praevia

Wählen Sie bitte die zutreffende Aussagenkombination.

A. Nur 1 und 5 sind richtig

B. Nur 2, 3, 4 und 5 sind richtig

C. Nur 2, 3 und 4 sind richtig

D. Nur 3, 4 und 5 sind richtig

E. Nur 1, 3 und 5 sind richtig

5.048   5.4.1
        3.5.1   Fragentyp A

Bei der Placenta praevia ist gewöhnlich nicht zu erwarten

A. ein palpatorisch weicher Uterus
B. stechende, wehenartige Unterleibsschmerzen
C. eine schmerzlose Blutung
D. intermittierender Blutabgang aus der Scheide
E. weicher, nicht druckschmerzhafter Leib

5.049   5.4.1   Fragentyp A

Die häufigste Ursache der Uterusruptur ist die

A. Narbenruptur nach Operation am Uterus
B. Überdehnungsruptur nach Querlagen
C. violente Ruptur nach äußerer Gewalteinwirkung
D. Spontanruptur
E. traumatisch bedingte Ruptur bei innerer Wendung

5.050   5.4.1   Fragentyp A

Das Hauptsymptom einer drohenden Uterusruptur ist (sind)

A. die Hyperemesis
B. schmerzlose vaginale Blutungen
C. die Makrohämaturie und Leukocyturie
D. wehenunabhängige starke Schmerzen
E. bradykarde kindliche Herztöne

5.051   5.4.1   Fragentyp A

Leitsymptom der Placenta praevia ist (sind)

A. die schmerzhafte Blutung bei hartem druckdolentem Uterus

B. die schmerzlose Blutung ex utero nach dem 7. SSM

C. der vorzeitige Fruchtwasserabgang

D. generalisierte Ödeme mit Hypertonie und Proteinurie

E. wehenunabhängige bohrende Dauerschmerzen im Unterleib

5.052　　　　　5.4.1　　　　　Fragentyp A

Typische(s) Leitsymptom(e) der Placenta praevia ist (sind)

A. schmerzhafte Senkwehen

B. schmerzlose Blutungen

C. der Nabelschnurvorfall

D. die chronische Anämie unter 12 g Hb/l

E. ein für den errechneten Schwangerschaftszeitpunkt zu hoher Fundusstand

5.053　　　　　5.4.1　　　　　Fragentyp A

Welche Symptomatik ist für die schwere Form der Abruptio placentae typisch?

A. Schockzustand, schmerzhafte uterine Blutung, Tetanus uteri

B. Cyanose, Dyspnoe, Brustschmerzen, zunehmender Schockzustand

C. Fieber, Fruchtwasserabgang

D. Schmerzlose Blutung aus der Vagina, Schockzustand

E. Keine der Genannten

5.054   5.4.1   Fragentyp C

Bei Verdacht auf eine Placenta praevia ist die manuelle vaginale Untersuchung kontraindiziert,

weil

Placenta-praevia-Blutungen stets nach erfolgtem Blasensprung stattfinden.

              5.4.2
              3.5.2
5.055   3.4.3   Fragentyp A

Typisches Leitsymptom der Eklampsie ist (sind)

A. die Hypersalivation
B. klonisch-tonische Krämpfe
C. generalisierte Ödeme
D. die Chorea minor
E. eine Hypertonie mit Proteinurie

              5.4.3
              5.4.1
5.056   5.6.2   Fragentyp C

Nach eingetretener Uterusruptur kommt es nach dem Rupturschmerz zu einem unerträglichen Spannungsschmerz,

weil

nach erfolgter Uterusruptur die Wehentätigkeit steigt.

5.057   5.5.1   Fragentyp A

Die zur Zeit beste Methode zur Überwachung des fetalen Zustandes unter der Geburt ist die

A. Cortisolbestimmung im Fruchtwasser
B. Beurteilung des Fruchtwassers
C. Kardiotokographie
D. fetale Blutgasanalyse
E. Oestrogenbestimmung im mütterlichen Blut

5.058 5.5.1 / 5.2.2 Fragentyp D

Im CTG über 30 Minuten sind als Kriterien für ein intaktes fetales Herz-Kreislaufsystem zu werten:

1) Undulatorische Kurve mit einer Amplitude von 10-20 Schlägen/Minute
2) Basalfrequenzniveau von 100-110 Schlägen/Minute für 30 Minuten
3) Späte Deceleration (Dip II)
4) Sporadische Accelerationen

Wählen Sie bitte die zutreffende Aussagenkombination.

A. Nur 1 und 4 sind richtig
B. Nur 1 und 3 sind richtig
C. Nur 1, 2 und 4 sind richtig
D. Nur 1, 2 und 3 sind richtig
E. Nur 2 und 4 sind richtig

5.059 5.5.2 Fragentyp A

Die wichtigste perinatale Todesursache ist (sind)

A. regelwidrige Geburtslagen
B. die intrauterine Asphyxie
C. Chromosomenanomalie
D. fetale Fehlbildungen
E. intracerebrale fetale Blutungen sub partum

5.060 5.6.1 Fragentyp A

Der Blutverlust in der Nachgeburtsperiode beträgt in der Regel nicht mehr als

A. 30 ml
B. 50 ml
C. 100 ml
D. 200 ml
E. 300 ml

5.061   5.6.2   Fragentyp A

Welche Aussage ist richtig? Typisch für eine atonische Nachblutung ist

A. der Blutverlust von mehr als 500 ml bei palpatorisch kleinem Uterus
B. die Blutung nach unvollständiger Ausstoßung der Placenta
C. eine Blutung von mehr als 300 ml einige Tage post partum
D. die Blutung ex utero unmittelbar nach der Geburt des Kindes
E. die Blutung aus dem Uterus, der sich nach vollständiger Placentaausstoßung nicht kontrahiert

5.062
5.063   5.6.2
5.064   3.2.1   Fragentyp B

Ordnen Sie den Begriffen der Liste 1 die jeweils typische Beschreibung der Liste 2 zu.

Liste 1   Liste 2

5.062 Placenta increta   A. Chorionangiome der Placenta
5.063 Placenta accreta   B. Placentazotten wachsen bis tief ins Myometrium
5.064 Placenta percreta
                           C. Placentazotten wachsen bis zur Uterusserosa
                           D. Placentazotten wachsen bis an die Uterusmuskulatur
                           E. Keine der genannten Beschreibungen

5.065   5.7.1   Fragentyp C

In den ersten Lebenstagen ist der Wasserbedarf des Neugeborenen (bis zu 200 ml/kg Körpergewicht/Tag) erhöht,

weil

die Magen-Darm-Passagezeit unmittelbar nach der Geburt auf 3-4 Stunden gegenüber dem Erwachsenen verkürzt ist.

5.066   5.7.1   Fragentyp D

Zu den physiologischen Adaptionsvorgängen post partum eines am Termin geborenen Kindes gehört (gehören)

1) der Übergang von Schluck- und Schnappatmung zur rhythmischen Atmung
2) die Verhinderung sekundärer Atelektasen durch Bildung des Surfactant-Faktors
3) die Steigerung der Lungendurchblutung
4) die ausreichende Produktion von Gallensäuren

Wählen Sie bitte die zutreffende Aussagenkombination.

A. Nur 1, 2 und 3 sind richtig
B. Nur 1 und 3 sind richtig
C. Nur 1, 3 und 4 sind richtig
D. Nur 2, 3 und 4 sind richtig
E. Alle Aussagen sind richtig

5.067   5.7.1   Fragentyp C

In den ersten Tagen nach der Geburt ist der kindliche Harn hyperton,

weil

es in den ersten 3-5 Lebenstagen zu einem physiologischen Gewichtsverlust von 5-10% des Geburtsgewichtes kommt.

5.068   5.7.2   Fragentyp A

Bei der Neugeborenen-Erstuntersuchung (U1) werden außer den Kriterien Herzfrequenz, Atmung und Kolorit noch beurteilt

A. Geburtsgewicht und Reflexe beim Absaugen
B. Fruchtwasserfarbe und Geburtsgewicht
C. Reifezeichen und Geburtsgewicht
D. Muskeltonus und Geburtsgewicht
E. Reflexe beim Absaugen und Muskeltonus

5.069　　　　　　　　5.7.2　　　　　　　　　Fragentyp D

Welche Befunde sind beim reifen männlichen Neugeborenen physiologisch?

1) Hoden im Scrotum gelegen
2) Kopfumfang zwischen 34-36 cm
3) Gewicht zwischen 2501 bis 4100 Gramm
4) Haut zum Teil noch mit Käseschmiere bedeckt
5) Körperlänge zwischen 48 und 54 cm

Wählen Sie bitte die zutreffende Aussagenkombination.

A. Nur 2, 3 und 5 sind richtig
B. Nur 1, 2, 3 und 4 sind richtig
C. Nur 3 und 4 sind richtig
D. Nur 2, 3, 4 und 5 sind richtig
E. Alle Aussagen sind richtig

5.070　　　　　　　　5.7.2　　　　　　　　　Fragentyp D

Überreifezeichen des Neugeborenen ist (sind)

1) das Fehlen der Vernix caseosa
2) die fehlende Lanugobehaarung
3) "Waschfrauenhände"
4) die grüngelbe Verfärbung der Körperhaut

Wählen Sie bitte die zutreffende Aussagenkombination.

A. Nur 3 und 4 sind richtig
B. Nur 1, 3 und 4 sind richtig
C. Nur 1 und 2 sind richtig
D. Nur 2 und 4 sind richtig
E. Alle Aussagen sind richtig

5.071　　　　　　　　5.7.2　　　　　　　　　Fragentyp A

Die Credésche Augenprophylaxe dient zur Vermeidung der

A. retrolentalen Fibroplasie

B. Gonorrhoe
C. Lues
D. Kataraktbildung
E. Choreoretinitis

5.072   5.7.3   Fragentyp A

Als Riesenkinder werden Kinder bezeichnet mit einem Geburtsgewicht von über

A. 2000 g
B. 2500 g
C. 3500 g
D. 4500 g
E. 5000 g

5.073   5.7.4   Fragentyp D

Zu den Geburtsverletzungen gehört die

1) Claviculafraktur
2) Facialislähmung
3) Armplexuslähmung
4) intrakranielle Massenblutung
5) Encephalocele
6) Hüftgelenksdysplasie

Wählen Sie bitte die zutreffende Aussagenkombination.

A. Nur 1, 2, 3 und 4 sind richtig
B. Nur 1, 2, 3, 4 und 5 sind richtig
C. Nur 1, 3, 4 und 5 sind richtig
D. Nur 1, 3 und 6 sind richtig
E. Alle Aussagen sind richtig

5.074   5.7.5   Fragentyp C

In den ersten Lebenstagen kann das Kephalhämatom an Umfang nicht mehr zunehmen,

weil

das Kephalhämatom die Schädelnähte nicht überschreitet.

5.075   5.7.5   Fragentyp C

Bei hypoxischen Zuständen in der intrauterinen oder postpartalen Phase besteht in der Regel kein Risiko der geistigen Retardierung,

weil

die für die Funktionsfähigkeit des ZNS wichtige Myelinisierung bis zur 24. SSW abgeschlossen ist.

5.076   5.7.6   Fragentyp A

Neugeborene sind Mangelgeburten, wenn

A. das Geburtsgewicht weniger als 2501 g beträgt
B. das Geburtsgewicht bezogen auf die jeweilige Tragzeit unter der 10. Perzentile liegt
C. die Tragzeit unter 259 Tagen (37 Wochen) beträgt
D. bei einem Apgar-Index von unter 4 in der 1. Minute, trotz Therapie nach 15 Minuten noch nicht über 6 angestiegen ist
E. sie asphyktisch sind

5.077   5.7.6   Fragentyp A

Bei welcher Erkrankung kommt es am häufigsten zur Geburt von Riesenkindern?

A. Lues II
B. Diabetes mellitus
C. Rhesus-Inkompatibilität
D. EPH-Gestose
E. Keine der genannten Erkrankungen

5.078　　　　　　5.7.6
　　　　　　　　3.4.4　　　　　　　　　Fragentyp A

Von welchem Parameter wird bei einer ABO-Inkompatibilität die Indikation für eine Austauschtransfusion abhängig gemacht?

A. Serumbilirubin der Mutter
B. Serumbilirubin des kindlichen Blutes
C. Direkter Coombstest im Nabelschnurblut
D. Astrup-Werte im arteriellen kindlichen Blut
E. Indirekter Coombstest

5.079　　　　　　　5.7.8　　　　　　　Fragentyp D

Bei welchem Befund würden Sie ein Neugeborenes noch am 1. Lebenstag in die Kinderklinik verlegen?

1) Kein Mekoniumabgang
2) Atemnotsyndrom
3) Verdacht auf Oesophagusatresie
4) Verdacht auf Meningitis
5) Anhaltende weiße Asphyxie

Wählen Sie bitte die zutreffende Aussagenkombination.

A. Nur 2 und 3 sind richtig
B. Nur 2 und 5 sind richtig
C. Nur 2, 3, 4 und 5 sind richtig
D. Nur 1, 3 und 4 sind richtig
E. Alle Aussagen sind richtig

5.080　　　　　　　5.7.8　　　　　　　Fragentyp A

Bei welcher der aufgeführten Erkrankungen würden Sie eine Frühoperation am 1. Tage post partum befürworten?

A. Hüftluxation
B. Klumpfuß
C. Salzverlustsyndrom
D. Oesophagusatresie
E. Hasenscharte

6. Wochenbett

6.001 6.1.1 Fragentyp C

Bei voller Stilltätigkeit ist ein absoluter Schutz gegen eine Konzeption gewährleistet,

weil

vor Ende der 6. Woche post partum in der Regel keine Ovulation auftritt.

6.002
6.003 6.1.2 Fragentyp E

Eine 33jährige Multipara kann post partum nicht aus dem Bett aufstehen. Sie gibt bei wechselseitigem Druck auf die Schambeine Schmerzen im Symphysenbereich an. Sie kann ihre Beine nicht aktiv heben.

6.002

Wie gehen Sie therapeutisch vor?

1) Sofortiges neurologisches Konsil anfordern
2) Immobilisation des Beckens durch einen Schlaufenverband
3) Zunächst strenge Bettruhe anordnen
4) Operative Revision der Symphyse

Wählen Sie bitte die zutreffende Aussagenkombination.

A. Nur 1 ist richtig
B. Nur 2 und 3 sind richtig
C. Nur 2 und 4 sind richtig
D. Nur 1 und 3 sind richtig
E. Nur 4 ist richtig

6.003

Sollte obige Patientin aufstehen dürfen, so hat sie ein festes Stützkorsett mit Trochanterpelotten zu tragen,

<u>weil</u>

bei dieser Patientin im Wochenbett eine Coxarthrose zur Immobilisation geführt hat.

6.004
6.005
6.006   6.1.2   Fragentyp B

Ordnen Sie den verschiedenen Zeitpunkten post partum der Liste 1 den jeweils richtigen Fundusstand der Liste 2 zu, der für eine Primapara normal ist, die ihr Kind per vias naturales entbunden hat.

<u>Liste 1</u>

6.004 Sofort post partum

6.005 1 Woche post partum

6.006 9-10 Tage post partum

<u>Liste 1</u>

A. 1 QF oberhalb des Nabels

B. 2 QF oberhalb der Symphyse

C. In Nabelhöhe

D. Mitte zwischen Nabel und Symphyse

E. Äußerlich nicht tastbar

6.007
6.008   6.2.1   Fragentyp F

Sie erheben folgenden Befund bei einer Frau 1 Woche
nach der normalen Geburt ihres ersten Kindes:
Fundusstand: 4 QF oberhalb der Symphyse, Uterus nicht
druckempfindlich. Lochialsekret: blutig.

6.007

Wie interpretieren Sie diesen Befund?

A. Pathologisches Lochialsekret
B. Fundusstand zu hoch
C. Normalbefund
D. Fundus zu niedrig, Lochialsekret pathologisch
E. Fundus normal, Lochialsekret pathologisch

6.008

Welche Therapie schlagen Sie bei dieser Wöchnerin vor?

A. Gabe von Uteruskontraktionsmitteln
B. Revision des Uteruscavums
C. Absaugung des Lochialsekretes
D. Gabe von Hämostyptica
E. Keine Therapie erforderlich

6.009
6.010   6.2.1   Fragentyp F

Bei einer Wöchnerin (6 Tage post partum) tasten Sie den
Fundus 4 QF oberhalb der Symphyse. Das Lochialsekret
ist stark vermehrt und blutig; es hat einen fötiden
Geruch.

6.009

Welche Verdachtsdiagnose stellen Sie?

A. Nicht entfernte Placenta
B. Schleichende Uterusruptur
C. Endometritis
D. Verbrauchcoagulopathie bei Infektion der Vagina
E. Cervixriß mit sekundärer Infektion

6.010

Welche Therapie schlagen Sie vor?

1) Antibioticagabe
2) Secalepräparate
3) Niedrig dosierte Gabe von Follikelhormon
4) Eisblase
5) Operative Revision des Uterus
6) Hämostyptica und fraktionierte Abrasio

Wählen Sie bitte die zutreffende Aussagenkombination.

A. Nur 5 ist richtig
B. Nur 6 ist richtig
C. Nur 1, 2, 3 und 4 sind richtig
D. Nur 2 und 5 sind richtig
E. Nur 1, 2 und 6 sind richtig

6.011
6.012
6.013   6.2.2   Fragentyp F

Bei einer 30jährigen Frau tritt 6 Tage nach einer Schnittentbindung plötzlich ein Fieber von 39,8°C auf. Der Uterus ist 1 QF unterhalb des Nabels tastbar und stark druckempfindlich. Der Muttermund ist geschlossen.

6.011

Welche Verdachtsdiagnose kommt in Frage?

A. Endometritis

B. Nicht entfernte Placentareste

C. Kindbettfieber

D. Stille Uterusruptur

E. Lochiometra

6.012

Welche Angabe über das Lochialsekret erwarten Sie im obigen Fall?

A. Stark vermehrt und rotbraun

B. Blutig und gelb-grünlich

C. Stark reduziert oder völlig fehlend

D. Vermehrt und gelblich

E. Blutig und vermindert

6.013

Welche Maßnahme befürworten Sie in diesem Fall?

A. Nachkürettage

B. Operative Uterusrevision

C. Hochdosierte Antibioticagabe

D. Gabe von Syntometrin und Spasmolytica

E. Keine der genannten Maßnahmen

6.014 6.2.3 Fragentyp C

Eine Kürettage ist bei Endometritis und Endomyometritis im Wochenbett kontraindiziert,

weil

im Wochenbett durch eine Kürettage die sterile Uterushöhle infiziert werden kann.

6.015
6.016 6.2.3 Fragentyp F

Bei der Visite fällt bei einer Wöchnerin die gerötete Episiotomienaht auf. Aus der geschwollenen und schmerzhaften Wunde läßt sich rahmig-gelblicher Eiter ausdrücken.

6.015

Welche Maßnahme ergreifen Sie zuerst?

A. Anlegen einer Spülsaugdrainage
B. Gabe von hochdosierten Antibiotica
C. Nahtmaterial entfernen
D. Bestrahlung mit Rotlicht
E. Nachincision der Wunde

6.016

Was ordnen Sie zur weiteren Behandlung an?

1) Lokale Kamillen- oder Rivanolvorlagen
2) Sitzbäder
3) Antibioticapuder
4) Kühlende Umschläge mit Alkohol
5) Spülung der Wunde mit einer Penicillinlösung

Wählen Sie bitte die zutreffende Aussagenkombination.

A. Nur 2, 4 und 5 sind richtig
B. Nur 1, 2 und 3 sind richtig
C. Nur 3 und 5 sind richtig
D. Nur 3, 4 und 5 sind richtig
E. Alle Angaben sind richtig

6.017
6.018
6.019   6.2.3   Fragentyp F

Eine 28jährige Wöchnerin mit einer Endometritis klagt über plötzlich einsetzende Schmerzen im Unterleib. Bei der Palpation fällt eine umschriebene musculäre Resistenz im Unterbauch auf. Die Fieberkurve zeigt einen sprunghaften Anstieg von 38,1°C auf 39,8°C. Blutdruck: 110/70 mm Hg, Puls 108/min.

6.017

Welche Verdachtsdiagnose ist wahrscheinlich?

A. Lochiometra

B. Appendicitis

C. Puerperale Adnexitis (Salpingitis)

D. Harnleitersteinkolik

E. Harnblasenentzündung

6.018

Welche Therapie kommt bei dieser Patientin in Frage?

1) Sofortige Laparatomie
2) Gabe von Secalepräparaten bei gleichzeitiger Spasmolyse
3) Darm- und Blasenregulierung
4) Hochdosierte Antibioticagabe

Wählen Sie bitte die zutreffende Aussagenkombination.

A. Nur 1 ist richtig

B. Nur 2 und 3 sind richtig

C. Nur 3 und 4 sind richtig

D. Nur 2, 3 und 4 sind richtig

E. Nur 1 und 4 sind richtig

6.019

Bei obiger Patientin soll man im akuten Stadium Corticoide geben,

weil

Corticoide bei obiger Patientin im akuten Stadium Adhäsionen in den Tuben verhindern können.

6.020 6.2.3 Fragentyp A

Diagnostisch wertlos bei der Abklärung eines Fiebers im Wochenbett ist die

A. Urinuntersuchung
B. Lochialkontrolle
C. Palpation von Uterus und Nieren
D. BKS-Bestimmung
E. Untersuchung der Mammae

6.021 6.2.3 Fragentyp D

Differentialdiagnostisch kommt für ein akutes hohes Fieber (39-40°C) am 5. Tag post partum in Frage?

1) Endometritis
2) Thrombophlebitis
3) Pyelitis
4) Lochiometra
5) Mastitis

Wählen Sie bitte die zutreffende Aussagenkombination.

A. Nur 1, 2 und 3 sind richtig
B. Nur 2 und 5 sind richtig
C. Nur 3, 4 und 5 sind richtig
D. Alle Aussagen sind richtig
E. Nur 1 und 3 sind richtig

6.022　　　　　　　　6.2.4　　　　　　　　　　Fragentyp D

Wichtige Blutungsursachen im Wochenbett sind:

1) Retention von Eihäuten und Placentaresten
2) Endometritis puerperalis
3) Geburtsverletzungen
4) Unkomplizierte Subinvolutio

Wählen Sie bitte die zutreffende Aussagenkombination.

A. Nur 1 und 3 sind richtig
B. Nur 3 und 4 sind richtig
C. Nur 2 und 4 sind richtig
D. Nur 1, 2 und 3 sind richtig
E. Alle Aussagen sind richtig

6.023
6.024　　　　　　　　6.2.5　　　　　　　　　　Fragentyp F

Sie tasten bei einer 38jährigen Wöchnerin einen derben druckempfindlichen Strang an der linken Wade; die Haut in der Umgebung ist gerötet. Puls: 88/min, RR: 140/90 mm Hg. Temperatur: 38.0°C.

6.023

Welche therapeutische Maßnahme schlagen Sie vor?

1) Lokal heparinhaltige Salbe
2) Phenylbutazonpäparat
3) Bei Mobilisation Beine wickeln
4) Sofortiges Venenstripping

Wählen Sie bitte die zutreffende Aussagenkombination.

A. Nur 2 und 4 sind richtig
B. Nur 4 ist richtig
C. Nur 1 und 3 sind richtig
D. Nur 1, 2 und 3 sind richtig
E. Nur 2 und 3 sind richtig

6.024

Mit welcher häufigen Komplikation müssen Sie bei dieser Patientin rechnen?

A. Thrombophlebitis
B. Sinusthrombose
C. Phlegmasia coerulea dolens
D. Lungenembolie
E. Keiner der Genannten

6.025 6.2.5 Fragentyp C

Die Entstehung einer Thrombose im Wochenbett wird durch die Einschwemmung von thromboplastinhaltigem Material sub partu begünstigt,

<u>weil</u>

bei der Geburt thromboplastinhaltiges Material eine Hypocoagulabilität des Blutes bewirkt.

6.026 6.2.5 Fragentyp D

Kontraindikation(en) für eine Streptokinasetherapie ist (sind):

1) Kurzfristig zurückliegende Streptokokkeninfekte
2) Gravidität bis Ende mens IV
3) Die ersten 5 Tage post partum
4) Die ersten 10 Tage nach einer gynäkologischen Operation

Wählen Sie bitte die zutreffende Aussagenkombination.

A. Nur 2 und 3 sind richtig
B. Nur 2 ist richtig
C. Nur 3 ist richtig
D. Nur 2 und 4 sind richtig
E. Alle Angaben sind richtig

6.027
6.028
6.029   6.2.5   Fragentyp F

Eine 32jährige Wöchnerin (8 Tage post partum) gibt an, ihr rechter Fuß sei seit 1 Tag angeschwollen.
Befund: Deutliche Umfangdifferenz des rechten Fußes gegenüber dem linken; bei passiver Fußdorsalflexion rechts Wadenschmerz und umschriebener Druckschmerz in der rechten Wade. RR: 145/75 mm Hg, Puls: 108/min, Temperatur: 37,6°C.

6.027

Diese Symptomatik spricht für

A. eine epifasciale Thrombophlebitis

B. eine Phlegmasia coerulea dolens

C. ein kardial bedingtes Unterschenkelödem

D. eine tiefe Thrombophlebitis

E. eine Beckenvenenthrombose

6.028

Welche therapeutischen Maßnahmen sind bei dieser Patientin indiziert?

1) Sofortige Thrombektomie
2) Strenge Bettruhe bis zum Abklingen der Symptomatik
3) Anticoagulantientherapie
4) Streptokinasetherapie
5) Fester Kompressionsverband

Wählen Sie bitte die zutreffende Aussagenkombination.

A. Nur 1 und 2 sind richtig

B. Nur 4 und 5 sind richtig

C. Nur 2 und 3 sind richtig

D. Nur 3, 4 und 5 sind richtig

E. Alle Aussagen sind richtig

6.029

Sollten bei obiger Patientin Kontraindikationen für eine Heparintherapie bestehen, so kann man Colfarit einsetzen,

weil

Colfarit bei einer subfascialen Thrombophlebitis eine Hypercoagulabilität des Blutes bewirkt.

6.030   6.2.5   Fragentyp D

Zu den postpartalen (postoperativen) Maßnahmen zur Thromboembolieprophylaxe zählen:

1) Mobilisation so früh wie möglich
2) Bei bestehenden Varicen Beine wickeln
3) Dextraninfusion in den ersten Tagen postoperationem
4) Colfaritgabe von 2.-3. Tag bis zum 9.-12. Tag

Wählen Sie bitte die zutreffende Aussagenkombination.

A. Nur 1 und 2 sind richtig
B. Nur 3 und 4 sind richtig
C. Nur 4 ist richtig
D. Nur 1 ist richtig
E. Alle Aussagen sind richtig

6.031   6.3.2   Fragentyp A

Eine Frau, die vor 5 Tagen entbunden hat, verspürt bei Anlegen des Kindes Bauchschmerzen; diese sind zurückzuführen auf

A. einen zu hohen Prolactinspiegel
B. den postpartalen Hormonabfall
C. spastische Kontraktionen der Bauchmuskulatur
D. das beim Saugakt ausgeschüttete Ocytocin, das zu Uteruskontraktionen führt
E. typische Darmspasmen beim Stillen

6.032   6.3.3   Fragentyp A

Welche Aussage über Colostrum und Muttermilch ist falsch?

A. Colostrum hat geringeren Fettanteil als Muttermilch.
B. Zuckergehalt der Muttermilch kleiner als von Colostrum.
C. Caloriengehalt der Muttermilch größer als der von Colostrum.
D. Colostrum hat kleineren Salzgehalt als Muttermilch.
E. In Muttermilch mehr Spurenelemente, sowie Immunkörper vorhanden.

6.033   6.3.3   Fragentyp A

Welches Antihypertonicum sollte bei einer Stillenden mit arterieller Hypertonie nicht gegeben werden?

A. Clonidin
B. Alpha-Methyldopa
C. Hydralazin
D. Reserpin
E. Chlorthalidon

6.034   6.3.3   Fragentyp D

Vorsorglich sollten Mütter nicht stillen, die folgende Arzneimittel erhalten

1) Orale Antidiabetica
2) Dihydrotachysterin
3) Thyreostatica
4) Antimetaboliten
5) Radioaktive Substanzen

Wählen Sie bitte die zutreffende Aussagenkombination.

A. Nur 4 und 5 sind richtig
B. Nur 1, 3 und 4 sind richtig
C. Nur 2, 3 und 5 sind richtig
D. Nur 1, 2 und 3 sind richtig
E. Alle Aussagen sind richtig

6.035 6.3.6 Fragentyp C

Zum sekundären Abstillen eignen sich Präparate von Gestagen-Oestrogenkombinationen,

weil

beim sekundären Abstillen physikalische Maßnahmen versagen.

6.036 6.3.6 Fragentyp D

Indikationen für ein primäres Abstillen ist (sind):

1) Mutter Rh-, Kind Rh+
2) Infektionskrankheit der Mutter
3) früher durchgemachte schwere Mastitiden
4) Totgeburt

Wählen Sie bitte die zutreffende Aussagenkombination.

A. Nur 1 und 3 sind richtig
B. Nur 2 ist richtig
C. Nur 1, 2 und 4 sind richtig
D. Nur 2, 3 und 4 sind richtig
E. Alle Aussagen sind richtig

6.037 6.3.7 Fragentyp A

Welche therapeutische Maßnahme kann man bei der "Schwerergiebigkeit" der Brust beim Stillen anwenden?

A. Hochbinden der Brust
B. Rotlichtbestrahlungen
C. Ocytocinpräparate als Nasenspray
D. Progesterongabe i.m.
E. Keine der Genannten

6.038   6.3.7   Fragentyp C

Ein Rh-positives Kind kann von seiner sensibilisierten rh-negativen Mutter gestillt werden,

weil

ein Säugling die inkompletten oral aufgenommenen Rh-Antikörper resorbieren kann.

6.039   6.3.8   Fragentyp A

Welche Angabe über die Mastitis puerperalis ist falsch?
Die Mastitis puerperalis

A. entwickelt sich meistens einseitig
B. tritt in der Klinik häufiger als in der Hausgeburtshilfe auf
C. tritt gewöhnlich zwischen dem 8. und 12. Tag auf
D. wird durch Staphylokokken verursacht
E. wird meist durch Selbstinfektion der Mutter verursacht

6.040   6.3.8   Fragentyp C

Bei fortgeschrittener Mastitis puerperalis ist bei einer Abscedierung eine hochdosierte Antibioticagabe effektiv einsetzbar,

weil

bei einer abscedierenden Mastitis mit Fluktuation eine Incision kontraindiziert ist.

6.041   6.3.8   Fragentyp D

Bei einer stillenden Wöchnerin tritt ein Tag vor ihrer Klinikentlassung eine infiltrative Verhärtung in der rechten Brust auf. Temperatur: 39,5°C.
Welche Therapie kommt in Frage?

1) Vorsichtiges Leerpumpen der rechten Brust
2) Hochbinden der betroffenen Mamma
3) Lokale Alkoholumschläge
4) Abstillen
5) Gabe hochdosierter Antibiotica

Wählen Sie bitte die zutreffende Aussagenkombination.

A. Nur 4 und 5 sind richtig
B. Nur 1, 2 und 3 sind richtig
C. Nur 1, 3 und 5 sind richtig
D. Nur 3, 4 und 5 sind richtig
E. Alle Aussagen sind richtig

7. Entzündungen der weiblichen Fortpflanzungsorgane

7.001　　　　　　7.1.1　　　　　　　　Fragentyp D

Ein neutraler Vaginal pH ist normalerweise zu erwarten

1) bis zum 8.-10. Lebensjahr
2) in der Lutealphase
3) 3 Wochen post partum
4) in der Frühgravidität
5) im Klimakterium

Wählen Sie bitte die zutreffende Aussagenkombination.

A. Nur 1 und 3 sind richtig
B. Nur 2, 4 und 5 sind richtig
C. Nur 3 ist richtig
D. Nur 5 ist richtig
E. Alle Aussagen sind richtig

7.002　　　　　　7.1.2　　　　　　　　Fragentyp D

Das saure Vaginalmilieu kann gestört werden durch

1) Antibioticagabe
2) Vaginalspülungen
3) Oestrogen-Gestagenmangel
4) Tragen von Pessaren
5) Ovulationshemmereinnahme

Wählen Sie bitte die zutreffende Aussagenkombination.

A. Nur 2, 3 und 4 sind richtig
B. Nur 1, 2 und 3 sind richtig
C. Nur 3, 4 und 5 sind richtig
D. Nur 1, 3 und 5 sind richtig
E. Alle Aussagen sind richtig

7.003 7.2.1 Fragentyp D

Benennen Sie Ursache eines cervicalen Fluors:

1) Cervixcarcinom
2) Funktionelle Cervixschleimhypersekretion
3) Gonorrhoe-Cervicitis
4) Corpuscarcinom
5) Cervixpolypen

Wählen Sie bitte die zutreffende Aussagenkombination.

A. Nur 1, 3 und 5 sind richtig
B. Nur 2, 3 und 4 sind richtig
C. Nur 1, 2, 3 und 5 sind richtig
D. Nur 1, 2 und 3 sind richtig
E. Alle Aussagen sind richtig

7.004
7.005   7.2.1   Fragentyp F

Eine Mutter stellt Ihnen ihre 7jährige Tochter vor, bei der seit 2-3 Wochen ein übelriechender Ausfluß aus der Scheide besteht; das Mädchen gibt unterschiedlich starke Schmerzen an.

7.004

Welche Verdachtsdiagnose haben Sie?

A. Pubertas praecox
B. Gonorrhoische Erkrankung
C. Fremdkörper in der Vagina
D. Molimina menstrualia
E. Keine der Genannten

7.005

Wie bestätigen Sie Ihre Verdachtsdiagnose?

A. Abstrich und Kultur anfertigen
B. Bestimmung der Oestrogen- und Gestagenkonzentration im Serum
C. Röntgenaufnahme des kleinen Beckens
D. Vorsichtige Sondierung der Vagina mit einem schlanken Katheter mittels Vaginoskop; rectale Untersuchung
E. Keine der Genannten

7.006   7.2.1   Fragentyp D

Benennen Sie typische Kolpitisursachen.

1) Gonokokken
2) Candida albicans
3) Trichomonaden
4) Streptokokken, Staphylokokken
5) Falsche "hygienische Praktiken"

Wählen Sie bitte die zutreffende Aussagenkombination.

A. Nur 3, 4 und 5 sind richtig
B. Nur 1, 3 und 4 sind richtig
C. Nur 2, 3 und 5 sind richtig
D. Nur 1, 2 und 3 sind richtig
E. Alle Aussagen sind richtig

7.007　　　　　　　7.2.2　　　　　　　　Fragentyp A

Wie diagnostiziert man in der Praxis eine Trichomonaden-Kolpitis am besten? Durch

A. Kolposkopie
B. Anlegen einer Kultur aus einem Vaginalabstrich
C. mikroskopische Untersuchung eines mit NaCl versetzten ungefärbten Abstriches
D. Speculumuntersuchung
E. mikroskopische Untersuchung eines nach Papanicolaou gefärbten Vaginalabstriches

7.008
7.009
7.010   7.3.1   Fragentyp F

Nach der Menstruation tritt bei einer 33jährigen Frau plötzlich Fieber von 38,8°C auf. Der Allgemeinzustand ist reduziert.
Befund: Druckschmerz im rechten Unterbauch, Bewegungsschmerz bei Uteruspalpation; rechts nicht sicher abgrenzbare Eileitervergrößerung; Douglasraum druckempfindlich; bei der Spekulumuntersuchung sieht man einen fötiden Fluor. BKS: 33/43 mm n.W. Leukocyten: 13.800/mm^3.

7.008

Welche Differentialdiagnosen kommen in Frage?

1) Extrauteringravidität
2) Kolpitis
3) Appendicitischer Absceß
4) Nephrolithiasis

Wählen Sie bitte die zutreffende Aussagenkombination.

A. Nur 2 und 4 sind richtig
B. Nur 1, 3 und 4 sind richtig
C. Nur 2 und 4 sind richtig
D. Nur 2 und 3 sind richtig
E. Alle Aussagen sind richtig

7.009

Gegen eine Extrauteringravidität spricht im obigen Fall:

1) Fieber
2) Douglasschmerz
3) Hohe BKS
4) Druckschmerz im rechten Unterbauch

Wählen Sie bitte die zutreffende Aussagenkombination.

A. Nur 4 ist richtig
B. Nur 2 und 4 sind richtig
C. Nur 1 und 3 sind richtig
D. Nur 1 und 2 sind richtig
E. Nur 3 und 4 sind richtig

7.010

Welche Maßnahme führen Sie bei obiger Patientin durch?

A. Notlaparatomie
B. Cervixabstrich und Anlegen einer Kultur
   vor einer antibiotischen Therapie
C. Punktion des Douglasraumes
D. i.v. Pyelogramm
E. Keine der Genannten

7.011
7.012
7.013   7.3.2   Fragentyp F

Eine 29jährige Frau klagt über Schmerzen bei der Miktion und über häufigen Harndrang. Bei der Inspektion sehen Sie Condylomata acuminata im Vulvabereich, ein gerötetes Orificium urethrae und einen starken grünlichen Fluor.

7.011

Welcher weitere diagnostische Schritt ist indiziert?

A. i.v. Pyelogramm
B. Probeexcision der Condylomata acuminata
C. Abstrich von der Urethra und aus der Cervix
D. Legen eines Dauerkatheters
E. Spiegelung der Harnblase

7.012

Sollten bei obiger Patientin die Abstriche von Urethra und Cervix "unsicher" sein, ist welches "Provokationsverfahren" anzuwenden?

1) Erneute Abstriche am 2.-3. Mensestag
2) Auftragen von Lugolscher Lösung und erneute Abstriche 1-2 Tage später
3) Pinselung mit Silbernitrat mit anschließender Abstrichentnahme
4) Auftragen von Jodid mit Abstrichwiederholung 2 Tage später

Wählen Sie bitte die zutreffende Aussagenkombination.

A. Nur 1 und 2 sind richtig
B. Nur 3 und 4 sind richtig
C. Nur 4 ist richtig
D. Nur 3 ist richtig
E. Nur 2 und 4 sind richtig

7.013

Sollten Sie in obig erwähnten Abstrichen intracellulär gelagerte Diplokokken sehen, so führen Sie folgende Therapie durch:

1) Lokale Pinselungen mit Podophyllin
2) Hochdosierte Gabe von Corticosteroiden
3) 5 Mill. E. Penicillin innerhalb von 5 Tagen
4) Tetracyclin 500 mg für 5 Tage bei Penicillinallergie

Wählen Sie bitte die zutreffende Aussagenkombination.

A. Nur 1 ist richtig
B. Nur 2 ist richtig
C. Nur 1 und 2 sind richtig
D. Nur 1, 2 und 3 sind richtig
E. Nur 3 und 4 sind richtig

7.014
7.015   7.3.3   Fragentyp F

Bei einer 23jährigen Patientin sehen Sie ein Ulcus an der rechten Labia minor, das sich bei der Palpation derb anfühlt. Die Leistenlymphknoten sind beidseits palpabel; Ulcus und Lymphknoten indolent.

7.014

Welche Differentialdiagnosen kommen in Frage?

1) Vulvacarcinom
2) Condylomata acuminata
3) Lues (Primäraffekt)
4) Exulcerierte Bartholinische Cyste

Wählen Sie bitte die zutreffende Aussagenkombination.

A. Nur 2 und 4 sind richtig
B. Nur 1 und 3 sind richtig
C. Nur 1 und 2 sind richtig
D. Nur 3 und 4 sind richtig
E. Alle Aussagen sind richtig

7.015

Welche Maßnahmen ergreifen Sie zunächst zur weiteren Diagnostik?

A. Probeexcision mit histologischer Untersuchung
B. Abstrich aus dem Ulcus mit Anlegen einer Kultur
C. Dunkelfelduntersuchung; WaR
D. Excision der Cyste mit histologischer Untersuchung
E. Keine der genannten Maßnahmen

7.016   7.3.3   Fragentyp C

Bei Verdacht auf eine luische Erkrankung sollte immer eine Gonorrhoe ausgeschlossen werden,

weil

das indolente derbe Ulcus für den gonorrhoischen Primäraffekt typisch ist.

7.017	7.3.4	Fragentyp A

Welche Aussage über die Genitaltuberkulose ist <u>falsch</u>?
Die Genitaltuberkulose

A. entsteht meistens auf hämatogenem Wege

B. beginnt oft als Salpingitis

C. manifestiert sich häufig als scharfrandiges Ulcus mit käsigem Belag an der Portio

D. ist im Vergleich zur Lungentuberkulose weniger infektiös

E. kann zu Konglomerattumoren im Bereich der Adnexe führen

7.018	7.3.4	Fragentyp C

Die Genitaltuberkulose ist meldepflichtig,

<u>weil</u>

die Genitaltuberkulose eine sogenannte geschlossene Tuberkulose ist.

7.019   7.3.5
7.020   7.4.2   Fragentyp F

Eine 48jährige Patientin ist mit percutaner Applikation von Corticoid- und Oestrogensalben gegen ihren Pruritus vulvae 14 Tage lang ohne Erfolg behandelt worden. An der Vulva sind jetzt gerötete, scharf von der gesunden Haut abgrenzbare schuppende Herde zu erkennen, die zentral abgeblaßt sind.

7.019

An welche Erkrankung ist in erster Linie zu denken?

A. Lues II
B. Condylomata lata
C. Mykose
D. Staphylodermie
E. Trichomonadeninfektion

7.020

Wie sichern Sie Ihre Verdachtsdiagnose?

A. WaR, Nelson-Test
B. Probeexcision mit histologischer Untersuchung
C. Abstrich aus der Mitte der obigen Herde
D. Mikroskopische Untersuchung der Schuppen, Anlegen einer Kultur
E. Untersuchung des Gram-gefärbten Abstriches aus dem Rand der Herde

7.021   7.3.5   Fragentyp D

Benennen Sie mögliche Ursachen einer Vulvitis:

1) Oestrogenmangel
2) Fluor vaginalis
3) Inkontinenzurin
4) Oxyuren
5) Pilzinfekte
6) Trichomonadeninfektion

Wählen Sie bitte die zutreffende Aussagenkombination.

A. Nur 2, 3 und 5 sind richtig
B. Nur 2, 3, 4 und 6 sind richtig
C. Nur 1, 2, 3 und 5 sind richtig
D. Nur 2, 4, 5 und 6 sind richtig
E. Alle Aussagen sind richtig

7.022
7.023
7.024   7.3.6   Fragentyp F

Sie erheben bei einer Patientin folgenden Inspektionsbefund (siehe Abbildung):

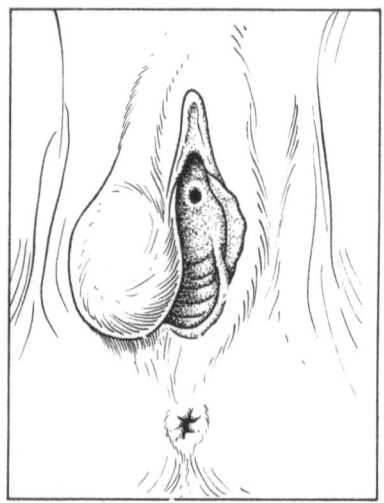

7.022

Welche Erkrankung(en) ist (sind) bei diesem Inspektionsbefund wahrscheinlich?

1) Condylomata lata
2) Bartholinitis
3) Vulvacarcinom
4) Cyste der Glandula vestibulari major (rechts)
5) Condylomata acuminata

Wählen Sie bitte die zutreffende Aussagenkombination.

A. Nur 3 und 5 sind richtig
B. Nur 2 und 4 sind richtig
C. Nur 1 und 5 sind richtig
D. Nur 4 ist richtig
E. Nur 5 ist richtig

7.023

Die Patientin gibt ein Spannungsgefühl im Bereich des Tumors an; außerdem habe Sie Beschwerden beim Sitzen. Der sichtbare Tumor ist reizlos und wenig druckempfindlich. Welche Therapie erwägen Sie?

A. Radikale Excision mit Nachbestrahlung

B. Lokale Pinselungen mit Podophyllin

C. Marsupialisation

D. Punktion

E. Bestrahlung mit dem Betatron

7.024

Gegen eine Bartholinitis bei obiger Patientin spricht (sprechen):

1) Spannungsgefühl im Vulvabereich
2) Reizlose Haut über dem Tumor
3) Schmerzloser Tumor
4) Beschwerden beim Sitzen

Wählen Sie bitte die zutreffende Aussagenkombination.

A. Nur 2 und 3 sind richtig

B. Nur 2 und 4 sind richtig

C. Nur 1 und 2 sind richtig

D. Nur 3 ist richtig

E. Nur 4 ist richtig

7.025   7.3.7   Fragentyp D

Spätfolgen entzündlicher Adnexenerkrankungen können sein:

1) Cohabitationsbeschwerden
2) Retroflexio uteri fixata
3) Kreuzschmerzen
4) Sterilität
5) Neigung zu Tubargraviditäten

Wählen Sie bitte die zutreffende Aussagenkombination.

A. Nur 2, 3 und 5 sind richtig
B. Nur 1, 3 und 4 sind richtig
C. Nur 2, 3 und 4 sind richtig
D. Nur 1, 2 und 3 sind richtig
E. Alle Aussagen sind richtig

7.026   7.4.1   Fragentyp A

Ein typisches Leitsymptom einer Kolpitis ist (sind):

A. eine Craurosis vulvae
B. eine Leukoplakie in der Vagina
C. Condylomata acuminata
D. der Fluor vaginalis
E. Cohabitationsbeschwerden

7.027
7.028   7.4.1
7.029   7.4.2   Fragentyp F

Eine 39jährige Patientin klagt über vermehrten "Ausfluß" und Brennen in der Scheide.

7.027

Die Vaginalhaut ist gerötet; weißliche, abstreifbare Belege und dicker, schmieriger Fluor lassen denken an:

A. Leukoplakie der Vagina

B. Oxyuren

C. Trichomonadenbefall der Vagina

D. Soor der Vagina

E. Actinomykose der Vagina

7.028

Wie bestätigen Sie die Verdachtsdiagnose bei dieser Patientin?

A. Nachweis der typischen Pilzfäden und -sporen im Frischpräparat; Anlegen einer Kultur
B. PE und histologische Untersuchung
C. Nachweis der Drusen im Dunkelfeld
D. Trichomonadennachweis im Phasenkontrastmikroskop
E. Erregernachweis im Stuhlpräparat

7.029

Welche Therapie schlagen Sie bei obiger Patientin vor?

A. Clont über 6 Tage
B. Moronal-Ovula über 6 Tage
C. Abführen lassen, dann Wurmmittel
D. Sulfonamide, Penicillingabe
E. Keine der Genannten

7.030   7.4.2   Fragentyp D

Geeignete Maßnahmen zur Nachbehandlung einer infektiösen Vulvitis sind:

1) Kamillensitzbäder
2) Lokale Applikation von Oestrogensalben
3) Puderbehandlung bei trockener Vulvitis
4) Anwendung von Cortisonspray

Wählen Sie bitte die zutreffende Aussagenkombination.

A. Nur 3 und 4 sind richtig
B. Nur 1 und 4 sind richtig
C. Nur 1 und 2 sind richtig
D. Nur 2 ist richtig
E. Alle Aussagen sind richtig

7.031   7.4.2   Fragentyp A

Welche Angabe über eine Trichomonadeninfektion ist falsch? Trichomonas urogenitalis

A. wird durch Geschlechtsverkehr übertragen
B. wird im Scheidenabstrich unter dem Phasenkontrast-Mikroskop nachgewiesen
C. wird durch intravaginale Clont-Suppositorien und gleichzeitige Tabletteneinnahme über 6 Tage behandelt
D. wird in der Gravidität nur lokal behandelt
E. macht eine Partnerbehandlung überflüssig

7.032   7.4.2   Fragentyp C

Bei der Therapie einer Soor-Vulvitis sollte eine Partnerbehandlung mitdurchgeführt werden,

weil

kombinierte Trichomonaden- und Pilzinfekte eine Kolpitis verursachen können.

8. Geschwülste der weiblichen Fortpflanzungsorgane

8.001   8.1.1   Fragentyp A

Welches ist das häufigste Mammacarcinom?

A. Carcinoma diffusum
B. Carcinoma scirrhosum
C. Carcinoma solidum medullare
D. Adenocarcinom
E. Pagetcarcinom

8.002   8.1.2   Fragentyp C

Die Mastopathia chronica ist wahrscheinlich die Folge einer gestörten Relation zwischen Oestrogen- und Gestagenhaushalt,

weil

sich die Mastopathia chronica nach der Menopause in der Regel zurückbildet.

8.003   8.1.3   Fragentyp A

T_1 N_2 M_0 bezeichnet welches Stadium des Corpus-uteri-Carcinoms?

A. Stadium 0
B. Stadium Ia
C. Stadium Ib
D. Stadium II
E. Stadium III

8.004 8.1.3 Fragentyp A

Welches klinische Stadium liegt bei einem gesicherten Corpuscarcinom mit Infiltration der Cervix vor?

A. Stadium I

B. Stadium Ib

C. Stadium II

D. Stadium III

E. Stadium IV

8.005 8.1.4
8.006 8.5.2 Fragentyp F

Eine 43jährige Frau kommt zur Vorsorgeuntersuchung. Sie klagt über immer wiederkehrende Kreuzschmerzen. Die Nierenlager sind nicht klopf- und druckschmerzhaft. Die LWS ist klopfschmerzhaft.
Gynäkologische Untersuchung: Spekulumuntersuchung o.B. Cervix- und Portioabstrich: o.B. Linke Mamma ca. 3 cm großer schmerzloser Knoten im unteren inneren Quadranten palpabel. Rechte Mamma frei. Axilläre und supraclaviculäre Lymphknoten beiderseits nicht tastbar.

8.005

Welche Verdachtsdiagnose kommt am ehesten in Frage?

A. Metastasierendes Mammacarcinom

B. Lumbago

C. Mastopathia chronica cystica

D. Corpuscarcinom mit Metastasen in der Wirbelsäule

E. Keine der Genannten

8.006

Was veranlassen Sie zur weitern Diagnostik?

1) Mammographie
2) Röntgen der Wirbelsäule
3) Bestimmung der alkalischen Phosphatase
4) Exstirpation eines axillären Lymphknotens zur histologischen Untersuchung

Wählen Sie bitte die zutreffende Aussagenkombination.

A. Nur 3 und 4 sind richtig
B. Nur 1, 2 und 3 sind richtig
C. Nur 1 und 4 sind richtig
D. Nur 2, 3 und 4 sind richtig
E. Alle Aussagen sind richtig

8.007　　　　　　8.1.4　　　　　　Fragentyp D

Ursachen unregelmäßiger Zwischenblutungen können sein:

1) Submucöse Myome
2) Corpuspolypen
3) Endometritis
4) Cervixcarcinom
5) Corpuscarcinom

Wählen Sie bitte die zutreffende Aussagenkombination.

A. Nur 4 und 5 sind richtig
B. Nur 1 und 3 sind richtig
C. Nur 1, 3 und 5 sind richtig
D. Nur 3, 4 und 5 sind richtig
E. Alle Aussagen sind richtig

8.008
8.009   8.1.4   Fragentyp F

Bei einer 39jährigen Patientin besteht seit 5 Monaten blutiger Ausfluß. Bei der gynäkologischen Untersuchung gehen nekrotische Gewebsbröckel an dem äußeren Muttermund ab.

8.008

Welche Verdachtsdiagnose haben Sie?

A. Ovarialcarcinom
B. Endometriose
C. Cervixhöhlencarcinom
D. Uterus myomatosus
E. Cervixpolypen

8.009

Sie sichern Ihre Verdachtsdiagnose mit

A. einer fraktionierten Kürettage
B. vaginal-rectaler Untersuchung
C. einer Hormonbehandlung
D. Abtragen der Polypen
E. keiner der genannten Maßnahmen

8.010   8.1.4   Fragentyp D

Komplikationen von Ovarialtumoren können sein:

1) Stieldrehung
2) Ruptur des Tumors
3) Tumoreinklemmung
4) Carcinomatöse Entartung

Wählen Sie bitte die zutreffende Aussagenkombination.

A. Nur 1 und 3 sind richtig
B. Nur 4 ist richtig
C. Nur 1 und 4 sind richtig
D. Nur 1, 2 und 3 sind richtig
E. Alle Aussagen sind richtig

8.011 8.1.4 Fragentyp D

Sie tasten bei einer Frau im Unterbauch zwei runde, derbe, gut bewegliche Tumoren, die mit dem Uterus in Verbindung stehen. Welche Differentialdiagnosen kommen in Frage?

1) Submucöse Myome
2) Cervixcarcinom
3) Subseröse Myome
4) Harnblasenpolypen
5) Ovarialtumoren

Wählen Sie bitte die zutreffende Aussagenkombination.

A. Nur 2, 3 und 4 sind richtig
B. Nur 3 und 5 sind richtig
C. Nur 1 und 2 sind richtig
D. Nur 1, 2 und 5 sind richtig
E. Alle Aussagen sind richtig

8.012 8.1.4 Fragentyp A

Welche Aussage über Vulvacarcinome ist falsch? Das Vulvacarcinom

A. geht meistens ohne schmerzhafte Beschwerden einher
B. metastasiert früh in die Leistenlymphknoten und in die Iliacallymphknoten
C. ist meist ein verhornendes Plattenepithelcarcinom
D. tritt im 7. Lebensjahrzehnt gehäuft auf
E. kann bei besonderer Lokalisation zu Abklatschmetastasen führen

8.013
8.014 8.1.4
8.015 8.2.5   Fragentyp F

Sie tasten bei einer 38jährigen Patientin einen nicht
schmerzhaften etwa 2 cm großen mit der Haut verwachsenen
Tumor im oberen äußeren Quadranten der rechten Brust.
Axilläre und supraclaviculäre Lymphknoten sind beiderseits nicht tastbar.

8.013

Sie weisen diese Patientin ins Krankenhaus ein

A. zur Computertomographie
B. zu einer Thermographie der rechten Brust
C. zur Ultraschalluntersuchung beider Brüste
D. zur Mammographie
E. zu einer Probeexcision aus einem axillären Lymph-
   knoten

8.014

Sollte bei obiger Patientin ein verdächtiger mammo-
graphischer Befund vorliegen, so ist nun

A. eine Thermographie unumgänglich
B. ein Op-Schnellschnitt mit evtl. Ablatio indiziert
C. eine Kontrolluntersuchung in 2 Monaten empfehlens-
   wert
D. eine Lymphographie durchzuführen
E. Keine der genannten Angaben ist richtig

8.015

In der Klinik wird bei obiger Patientin eine Metastasensuche durchgeführt mit

1) Röntgenuntersuchung von Knochen und Lunge
2) Bestimmung der alkalischen Phosphatase
3) einer Lymphographie
4) PE aus supraclaviculären Lymphknoten

Wählen Sie bitte die zutreffende Aussagenkombination.

A. Nur 1, 2 und 3 sind richtig
B. Nur 1 und 2 sind richtig
C. Nur 2 und 4 sind richtig
D. Nur 3 und 4 sind richtig
E. Alle Aussagen sind richtig

8.016   8.2.1   Fragentyp D

Zu den Präcancerosen im Vulvabereich sind zu zählen:

1) Condylomata acuminata
2) M. Bowen
3) Erythroplasie
4) M. Paget
5) Craurosis leucoplastica

Wählen Sie bitte die zutreffende Aussagenkombination.

A. Nur 2, 3 und 4 sind richtig
B. Nur 2, 4 und 5 sind richtig
C. Nur 2, 3, 4 und 5 sind richtig
D. Nur 1, 2, 3 und 4 sind richtig
E. Alle Aussagen sind richtig

8.017   8.2.2   Fragentyp D

Was kann einer zentralen zirkulären Rötung der Portio mit Fleckigkeit und Randunregelmäßigkeiten sowie traubiger Oberfläche zugrunde liegen?

1) Carcinoma in situ
2) Ovula Nabothii
3) Erosio vera
4) Portioektopie

Wählen Sie bitte die zutreffende Aussagenkombination.

A. Nur 1 und 2 sind richtig
B. Nur 1, 3 und 4 sind richtig
C. Nur 2 ist richtig
D. Nur 3 ist richtig
E. Nur 4 ist richtig

8.018   8.2.2   Fragentyp C

Ovula Nabothii der Portio sollten durch Ätzung mit AgNO$_3$ entfernt werden,

weil

Ovula Nabothii subepitheliale Retentionscysten auf der Portiooberfläche darstellen.

8.019   8.2.2   Fragentyp D

Die Symptome cervicaler Fluor und Blutung sind typisch für

1) genorrhoische Cervicitis
2) Portiocarcinom
3) Erosion der Portio
4) Cervixpolypen
5) Trichomonadeninfekt der Portio

Wählen Sie bitte die zutreffende Aussagenkombination.

A. Nur 2, 3 und 4 sind richtig
B. Nur 1 und 5 sind richtig
C. Nur 1, 3 und 4 sind richtig
D. Nur 3 und 4 sind richtig
E. Alle Aussagen sind richtig

8.020   8.2.2   Fragentyp C

Die Epithelübergangszone an der Cervix ist bei älteren Frauen nicht direkt sichtbar,

weil

bei älteren Frauen das Portiozylinderepithel atrophisch ist.

8.021   8.2.3   Fragentyp A

Nennen Sie eine Präcancerose des Corpuscarcinoms!

A. Glanduläre Hyperplasie des Endometriums
B. Cervixpolypen
C. Subseröse Myome
D. Endometriale Gonorrhoe
E. Blasenmole

8.022   8.2.4   Fragentyp C

Submucöse Myome können zu unregelmäßigen Zwischenblutungen führen,

weil

die Regeneration des Endometriums über submucösen Myomen erschwert ist.

8.023   8.2.5   Fragentyp D

Androgenaktivität zeigen folgende Ovarialtumoren:

1) Arrhenoblastome
2) Granulosazelltumoren
3) Thecazelltumoren
4) Mesenchymome

Wählen Sie bitte die zutreffende Aussagenkombination.

A. Nur 2 ist richtig
B. Nur 3 ist richtig
C. Nur 1 und 4 sind richtig
D. Nur 2 und 3 sind richtig
E. Nur 3 und 4 sind richtig

8.024   8.2.6   Fragentyp D

Zur Labordiagnostik bei Verdacht auf ein Mammacarcinom gehört die Bestimmung von

1) GOT, GPT und γ-GT
2) LDH
3) alkalischer Phosphatase
4) einem Blutbild
5) der BKS

Wählen Sie bitte die zutreffende Aussagenkombination.

A. Nur 2, 3 und 4 sind richtig
B. Nur 1, 2 und 3 sind richtig
C. Nur 3, 4 und 5 sind richtig
D. Nur 2, 3, 4 und 5 sind richtig
E. Alle Aussagen sind richtig

8.025   8.028
8.026   8.2.6
8.027   8.6.1   Fragentyp F

Eine 42jährige Frau hat prämenstruell Schmerzen in der rechten Brust. Sie tasten bei dieser Patientin mehrere druckempfindliche knotige Tumoren in der rechten Brust.

In der rechten Axilla ist ein 1 cm großer Lymphknoten palpabel.

8.025

Welche Differentialdiagnosen kommen in Frage?

1) Mammacarcinom
2) M. Hodgkin
3) Mastopathia chronica
4) Lupus vulgaris

Wählen Sie bitte die zutreffende Aussagenkombination.

A. Nur 1 ist richtig
B. Nur 2 ist richtig
C. Nur 2 und 4 sind richtig
D. Nur 1 und 3 sind richtig
E. Alle Aussagen sind richtig

8.026

Welche der folgenden Untersuchungen ist am ehesten geeignet, Ihre Verdachtsdiagnose zu bestätigen?

1) Röntgenuntersuchung des Thorax
2) Mammographie
3) Lymphographie
4) Feinnadelpunktion des Lymphknotens in der rechten Axilla

Wählen Sie bitte die zutreffende Aussagenkombination.

A. Nur 1 und 4 sind richtig
B. Nur 2 ist richtig
C. Nur 3 ist richtig
D. Nur 3 und 4 sind richtig
E. Nur 1 und 3 sind richtig

8.027

Sollten Sie bei obiger Patientin ein Carcinom der Mamma sicher ausgeschlossen haben, so können Sie therapieren mit

1) Norgestagengabe vom 18.-26. Cyclustag
2) Gabe von Ovulationshemmern
3) Testviron zur cutanen Anwendung
4) hochdosierten harten Röntgenstrahlen
5) Tuberculostatica

Wählen Sie bitte die zutreffende Aussagenkombination.

A. Nur 1, 2 und 3 sind richtig
B. Nur 5 ist richtig
C. Nur 4 ist richtig
D. Nur 3 und 4 sind richtig
E. Nur 2 und 5 sind richtig

8.028

Sollte bei obiger Patientin die histologische Untersuchung eine proliferierende Mastopathie ergeben, so kommt welche Operation in Frage?

A. OP nach Rotter-Halstedt
B. OP nach Meigs-Wertheim
C. Subcutane Mastektomie
D. Tylektomie beiderseits
E. Keine der Genannten

8.029   8.3.1   Fragentyp D

Die Incidenz eines Mammacarcinoms steigt bei Frauen, die

1) eine Mastopathia chronica haben
2) mehr als 10 Zigaretten/Tag rauchen
3) nicht gestillt haben
4) spät gravide wurden
5) ein Mammacarcinom in der Familienanamnese haben

Wählen Sie bitte die zutreffende Aussagenkombination.

A. Nur 3 und 4 sind richtig
B. Nur 1 und 5 sind richtig
C. Nur 1, 3, 4 und 5 sind richtig
D. Nur 3, 4 und 5 sind richtig
E. Nur 2, 3 und 4 sind richtig

8.030   8.3.1   Fragentyp D

Welche anamnestischen Angaben sind bei Patienten mit einem Carcinom des Corpus uteri besonders häufig?

1) Adipositas
2) Diabetes mellitus
3) Vorausgegangene thromboembolische Ereignisse
4) Hypertonie

Wählen Sie bitte die zutreffende Aussagenkombination.

A. Nur 3 ist richtig
B. Nur 2 ist richtig
C. Nur 3 und 4 sind richtig
D. Nur 1 und 2 sind richtig
E. Alle Aussagen sind richtig

8.031   8.4.2   Fragentyp D

Die Folgen einer Tubenendometriose sind

1) Sterilität
2) Hämatosalpinx
3) Disposition zur Tubargravidität
4) Lumenverlegung der Tuben

Wählen Sie bitte die zutreffende Aussagenkombination.

A. Nur 3 ist richtig
B. Nur 2 ist richtig
C. Nur 1 ist richtig
D. Nur 1 und 3 sind richtig
E. Alle Aussagen sind richtig

8.032   8.4.4   Fragentyp C

Ausgedehnte Ovarendometriosen sollten operativ entfernt werden,

weil

Endometrioseherde in den Ovarien häufig maligne entarten.

8.033   8.5.1   Fragentyp D

Zur typischen gynäkologischen Vorsorgeuntersuchung gehören:

1) Palpation der Mammae
2) Vaginale und rectale Untersuchung
3) Speculumuntersuchung
4) Untersuchung des vaginalen und cervicalen Abstrichs

Wählen Sie bitte die zutreffende Aussagenkombination.

A. Nur 1 und 4 sind richtig
B. Nur 1, 2 und 3 sind richtig
C. Nur 3 und 4 sind richtig
D. Nur 2, 3 und 4 sind richtig
E. Alle Aussagen sind richtig

8.034　　　　　　　8.5.1　　　　　　　Fragentyp D

Bei der Mammainspektion ist zu achten auf

1) Größe und Symmetrie der Brüste
2) Form und Höhengleichstand der Mamillen
3) Hautbeschaffenheit der Brüste
4) Pigmentierung der Haut über den Brüsten

Wählen Sie bitte die zutreffende Aussagenkombination.

A. Nur 1, 2 und 3 sind richtig
B. Nur 1 und 3 sind richtig
C. Nur 2 und 4 sind richtig
D. Nur 2 ist richtig
E. Alle Aussagen sind richtig

8.035　　　　　　　8.5.1　　　　　　　Fragentyp D

Nennen Sie verdächtige Mammabefunde:

1) Einziehung der Mamille
2) "Apfelsinenhaut"
3) Ulcera über der Brust
4) Asymmetrisches Verhalten der Brüste beim Hochheben
5) Perimamilläre ekzemartige Hautveränderungen

Wählen Sie bitte die zutreffende Aussagenkombination.

A. Nur 2, 4 und 5 sind richtig
B. Nur 1, 2 und 3 sind richtig
C. Nur 2 ist richtig
D. Nur 1 ist richtig
E. Alle Aussagen sind richtig

8.036   8.5.2   Fragentyp A

Eine 56jährige Frau berichtet über unregelmäßige Blutungen, die seit 3 Wochen bestehen. Ihre letzte regelmäßige Menstruation hatte sie vor 8 Jahren. Nach Ausschluß einer vaginalen oder cervicalen Ursache veranlassen Sie

A. eine Hysteroskopie

B. eine diagnostische fraktionierte Abrasio

C. einen Gestagentest

D. eine Operation nach Wertheim-Meigs

E. keine der Genannten

                8.5.2
8.037   8.1.4   Fragentyp A

Eine 36jährige Frau mit einem regelmäßigen 28iger Cyclus klagt über "Blutungen aus der Scheide nach dem Geschlechtsverkehr". Bei der Speculumuntersuchung sehen Sie eine Erythroplakie auf dem äußeren Muttermund. Welcher Test eignet sich zur Abklärung der Blutungsursache?

A. Gestagentest

B. Schillersche Jodprobe

C. Messung der Basaltemperatur über 3 Monate

D. Cytotestabstrich; evtl. Biopsie

E. HCG-Test

8.038   8.5.2   Fragentyp A

Bei einer 33jährigen Patientin sehen Sie an der linken großen Labie einen 1 cm großen rötlich-ekzemartigen, gut abgrenzbaren Herd mit oberflächlicher Erosion. Wie sichern Sie Ihre Diagnose?

A. Abstrich vom Herd

B. Färbung des Herdes mit Lugolscher Lösung

C. Excision des Herdes zur histologischen Untersuchung

D. Abkratzen der oberflächlichen Herdschicht und Anlegen einer Kultur

E. Keine der Genannten

8.039   8.5.2   Fragentyp A

Bei einer 36jährigen Frau wurde anläßlich einer Vorsorgeuntersuchung ein Portioabstrich in die Papanicolaou-Gruppe II eingestuft. Jetzt wird bei einer Kontrolluntersuchung erneut ein Portioabstrich mit Papanicolaou III bewertet. Wie ist das weitere Vorgehen?

A. Abrasio
B. Conisation und histologische Untersuchung
C. Weitere 2 Kontrollabstriche erforderlich
D. Nach 3 Monaten erneuter Kontrollabstrich
E. Hysterographie

8.040   8.5.2   Fragentyp C

Die Conisation eines Cervixcarcinoms in situ ist neben der diagnostischen auch eine therapeutische Maßnahme,

weil

das Cervixcarcinom Stadium Ia 5 mm Tiefenwachstum und 10 mm Breite nicht überschreitet.

8.041   8.5.2   Fragentyp A

Welche Maßnahme führen Sie bei Verdacht auf ein Cervixhöhlencarcinom durch?

A. Fraktionierte Abrasio
B. Gestagentest
C. Conisation
D. Schillersche Jodprobe
E. Keine der Genannten

8.042   8.5.2   Fragentyp D

Die bimanuelle vaginale Untersuchung dient zur Feststellung

1) der Uteruslage
2) von Tumoren im kleinen Becken
3) des Portiostandes
4) des Uterustonus
5) des Adnexenzustandes
6) der Uterusmobilität

Wählen Sie bitte die zutreffende Aussagenkombination.

A. Nur 1, 3 und 6 sind richtig
B. Nur 2, 3 und 4 sind richtig
C. Nur 1, 2, 3 und 4 sind richtig
D. Nur 3 ist richtig
E. Alle Aussagen sind richtig

8.043   8.5.2   Fragentyp A

Das Betupfen der Portio mit Jod-Jodkaliumlösung dient

A. dem Nachweis von Ovula Nabothii
B. dem Erkennen von Aussparungen (Epithelanomalien) in jodpositiven Bezirken der Portio
C. der Ätzung von Erythroplakien
D. der Desinfektion der Portio
E. keinem der Genannten

8.044
8.045
8.056   8.5.2   Fragentyp B

Ordnen Sie den verschiedenen Untersuchungsverfahren in Liste 1 die jeweils richtige Indikation der Liste 2 zu.

Liste 1

8.044 Douglaspunktion

8.045 Conisation

8.046 Strichkürettage

Liste 2

A. Histologische Cyclusdiagnostik

B. Nachweis einer intraabdominalen Blutung

C. Früherkennung des Portiocarcinoms

D. Histologische Untersuchung auf carcinomatöse Entartung der Cervixhöhle

E. Keine der Genannten

8.047   8.5.2   Fragentyp A

Welche Aussage ist falsch? Das Carcinoma in situ der Cervix

A. zeigt einen Verlust der typischen Epithelschichtung

B. ist 100%ig heilbar

C. tritt gehäuft im 4. Lebensjahrzehnt auf

D. zeigt Mitosenreichtum, Polymorphie und Anisocytose

E. ist ein echtes Genitalcarcinom

8.048   8.6.1   Fragentyp A

Eine 33jährige Frau hat ein Mammacarcinom Stadium IV. Welche Operation ist indiziert?

A. OP nach Wertheim-Meigs

B. Rotter-Haldstedtsche Operation

C. Ovarektomie

D. Subcutane Mastektomie

E. Keine der Genannten

8.049   8.6.1   Fragentyp A

Nach Ovarektomie tritt bei einem Mammacarcinom nach 8 Monaten erneutes Tumorwachstum auf. Welche Therapie kommt jetzt in Frage?

A. Hochdosierte Bestrahlung mit dem Betatron

B. Hochdosierte Hormongabe

C. Keine Therapie mehr möglich

D. Cytostaticagabe mit Röntgentiefenbestrahlung der Brüste

E. Keine der genannten Maßnahmen

8.050   8.6.1   Fragentyp A

Sollte bei einer Myomtherapie mit Ovulationshemmern ein Myom weiter wachsen, so ist

A. die Oestrogendosis zu erhöhen

B. das Präparat zu wechseln

C. eine Operation unumgänglich

D. die Gestagendosis zu erhöhen

E. das Präparat unverzüglich abzusetzen

8.051   8.6.1   Fragentyp A

Welche Therapie schlagen Sie einer 35jährigen Frau mit einem solitären intramuralen Myom vor, wenn bei dieser Patientin noch Kinderwunsch besteht?

A. Totalextirpation des Uterus

B. Hochdosierte Oestrogengabe

C. Enucleation des Myoms

D. Bestrahlung des Uterus mit harter Röntgenbestrahlung

E. Keine Therapie möglich

8.052   8.6.1   Fragentyp C

Bei starken Blutungen aus Carcinomulcera sollte unbedingt eine Elektrocoagulation der blutenden Gefäße versucht werden,

weil

bei blutenden Carcinomulcera die Gefäße nicht umstochen werden sollen.

8.053   8.6.1   Fragentyp D

Steht eine tamponierte Collumcarcinomblutung nicht nach einiger Zeit, so können folgende Maßnahmen indiziert sein:

1) Notfallmäßige OP nach Wertheim
2) Vasopressininfusion
3) Elektrocoagulation der blutenden Carcinomareale
4) Radiumeinlage
5) Ligatur der Arteria iliaca interna

Wählen Sie bitte die zutreffende Aussagenkombination.

A. Nur 1 und 2 sind richtig
B. Nur 4 und 5 sind richtig
C. Nur 1, 2 und 3 sind richtig
D. Nur 6 ist richtig
E. Alle Aussagen sind richtig

8.054   8.6.2   Fragentyp C

Bei alleiniger Strahlentherapie eines Cervixcarcinoms kann das Auftreten eines Beinlymphödems ein Tumorrezidiv anzeigen,

weil

bei alleiniger erfolgreicher Strahlentherapie eines Cervixcarcinoms ein Beinlymphödem nicht auftritt.

8.055   8.6.2   Fragentyp C

Zu den Frühreaktionen bei der Strahlentherapie eines
Cervixcarcinoms zählen Diarrhoen und Tenesmen,

weil

bei der Strahlentherapie des Cervixcarcinoms schlecht
heilende Ulcera und Rectovaginalfisteln auftreten
können.

8.056   8.6.2   Fragentyp C

Bei der Operation eines sicher malignen Ovarialtumors
werden neben dem Uterus beide Adnexen exstirpiert,

weil

ungefähr die Hälfte aller Ovarialtumoren doppelseitig
auftreten.

8.057   8.6.2   Fragentyp A

Bei einer 42jährigen Patientin wurde ein Corpuscarcinom
mit intracavitärer Radiumeinlage und percutaner Röntgenbestrahlung behandelt. 6 Monate nach Abschluß der
Therapie wird bei der Abrasio carcinomatöses Gewebe gefunden. Welche Maßnahme ist nun indiziert?

A. Erneute Abrasio nach weiteren 3 Monaten

B. Keine weitere Therapie erforderlich

C. Uterusexstirpation

D. Hysteroskopie

E. Erneute Radiumeinlage und percutane Röntgenbestrahlung

8.058   8.6.2   Fragentyp D

Bei der Strahlentherapie eines Cervixcarcinoms können
als Komplikationen auftreten:

1) Rectumstenosierungen
2) Fistelbildungen mit Blase und Rectum
3) Blasen- und Rectumblutungen
4) Ureterstenosierung

Wählen Sie bitte die zutreffende Aussagenkombination.

A. Nur 2, 3 und 4 sind richtig
B. Nur 1 und 3 sind richtig
C. Nur 3 und 4 sind richtig
D. Nur 1 und 2 sind richtig
E. Alle Aussagen sind richtig

8.059　　　　　8.6.2　　　　　Fragentyp C

Bei jeder Radiumeinlage zur Therapie eines Cervixcarcinoms erfolgt eine Strahlenmessung in Blase und Darm,

weil

eine ausreichende Strahlenwirkung auf die lateralen Parametrien und die iliacalen Lymphknoten bei einer Radiumeinlage nicht gewährleistet ist.

8.060
8.061
8.062

8.6.2
8.6.1
8.1.3
8.5.2   Fragentyp F

Bei einer 42jährigen Frau wird bei einer Vorsorgeuntersuchung ein Cervixcarcinom Stadium IIb entdeckt.

8.060

Welche Befunde würden gegen dieses Stadium sprechen?

1) Übergang des Carcinoms auf den oberen Vaginateil
2) Parametrien bis zur Beckenwand befallen
3) Carcinomeinbruch ins Rectum
4) Lungenmetastasen

Wählen Sie bitte die zutreffende Aussagenkombination.

A. Nur 4 ist richtig
B. Nur 2 und 4 sind richtig
C. Nur 2 ist richtig
D. Nur 2, 3 und 4 sind richtig
E. Nur 1 und 2 sind richtig

8.061

Nach der stationären Aufnahme der obigen Patientin wird zur Metastasensuche durchgeführt:

1) Bestimmung der alkalischen Phosphatase
2) Leberszintigramm
3) Thoraxaufnahme
4) Röntgen von Becken und Wirbelsäule
5) Lymphographie

Wählen Sie bitte die zutreffende Aussagenkombination.

A. Nur 5 ist richtig
B. Nur 1, 3 und 4 sind richtig
C. Nur 3, 4 und 5 sind richtig
D. Nur 1, 2 und 3 sind richtig
E. Alle Aussagen sind richtig

8.062

Welche Therapie kommt bei dieser Patientin normalerweise in Frage?

A. Nur symptomatische Maßnahmen
B. Cytostaticagabe
C. Oestrogen- und Progesteronpräparate hochdosiert
D. Radiumeinlage und percutane Bestrahlung
E. Radikaloperation mit cytostatischer Vorbehandlung

9. Lage- und Haltungsveränderungen der Organe des kleinen Beckens

9.001
9.002
9.003   9.1.1   Fragentyp B

Ordnen Sie den verschiedenen Uteruslagen der Liste 1 die jeweils richtige Skizze der Liste 2 zu.

Liste 1

9.001 Anteversio-Retroflexio uteri

9.002 Anteversio-Anteflexio (normale Lage)

9.003 Retroversio-Retroflexio uteri

Liste 2

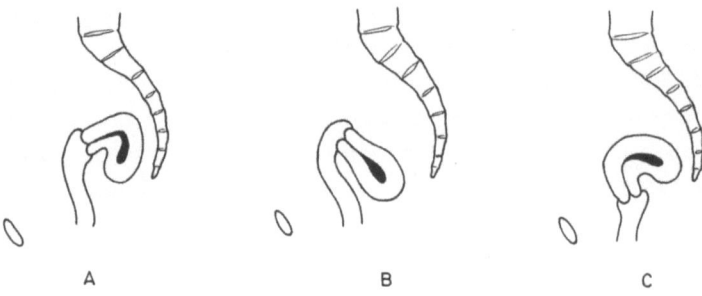

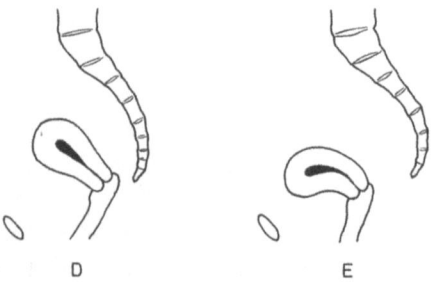

9.004　　　　　　　9.2.1　　　　　　　　　Fragentyp A

Unter einem Descensus versteht man

A. das Heraustreten von Uterusteilen aus der Vagina
B. den Prolaps von Portio und Vagina vor die Vulva
C. eine Elongation der Cervix mit verstrichener Portio
D. Tiefertreten von Teilen des weiblichen Genitalapparates im kleinen Becken ohne Austritt aus der Vulva
E. das Ausstülpen von Vaginal- oder Rectumschleimhaut

9.005　　　　　　　9.2.2　　　　　　　　　Fragentyp D

Dispositionen für einen Descensus bestehen bei Frauen mit

1) Adipositas
2) konstitutioneller Bindegewebsschwäche
3) mehreren vorausgegangenen Geburten
4) starker körperlicher Belastung

Wählen Sie bitte die zutreffende Aussagenkombination.

A. Nur 4 ist richtig
B. Nur 3 und 4 sind richtig
C. Nur 2 und 3 sind richtig
D. Nur 1, 2 und 3 sind richtig
E. Alle Aussagen sind richtig

9.006   9.2.2   Fragentyp D

Bei uncharakteristischen Descensusbeschwerden und fehlender Harninkontinenz sowie gering ausgeprägtem Descensus sollte(n) ausgeschlossen werden:

1) muskuläre Verspannungen (Myogelosen)
2) Haltungsanomalien
3) degenerative Veränderungen an der LWS
4) Beckenbodenschwäche

Wählen Sie bitte die zutreffende Aussagenkombination.

A. Nur 1 und 3 sind richtig
B. Nur 3 und 4 sind richtig
C. Nur 2, 3 und 4 sind richtig
D. Nur 1, 2 und 3 sind richtig
E. Alle Aussagen sind richtig

9.007   9.2.3   Fragentyp D

Typische Descensusbeschwerden im Blasenbereich sind

1) Ischuria paradox
2) Harndrang
3) Druckgefühl im Blasenbereich
4) Harninkontinenz

Wählen Sie bitte die zutreffende Aussagenkombination.

A. Nur 1 ist richtig
B. Nur 2 und 3 sind richtig
C. Nur 1, 2 und 4 sind richtig
D. Nur 3 und 4 sind richtig
E. Alle Aussagen sind richtig

9.008   9.2.4   Fragentyp A

Bei einer 52jährigen Frau mit einer Harninkontinenz und Kreuzschmerzen sowie einem Druckgefühl "nach unten" handelt es sich wahrscheinlich um

A. einen Cervixtumor
B. einen Bandscheibenschaden in Höhe von L_2/L_3
C. einen Ovarialtumor mit Stieldrehung
D. einen Descensus uteri et vaginae
E. eine Reizblase

9.009　　　　　9.2.4　　　　　Fragentyp C

Geht der gesamte Urin bei einer Harnwegsfistel unwillkürlich ab, so handelt es sich um eine größere Blasen-Scheidenfistel,

weil

bei Harnwegsfisteln oft eine Harninkontinenz 3. Grades besteht.

9.010　　　　　9.2.5　　　　　Fragentyp A

Die Folge einer Harninkontinenz bei der Frau ist nicht

A. Gesellschaftliche Isolation
B. Einschränkung der Arbeitsfähigkeit
C. Störung der Vita sexualis
D. Disposition zu Harnwegsinfekten
E. Descensus uteri

9.011
9.012
9.013   9.3.1   Fragentyp B

Den in Liste 1 genannten verschiedenen Frauen mit Descensus und descensusbedingter Harninkontinenz ist die jeweils richtige Behandlung der Liste 2 zuzuordnen.

Liste 1

9.011 Frau mit relativer Harninkontinenz post partum

9.012 Inoperable Patientin

9.013 Frau ohne weiteren Kinderwunsch

Liste 2

A. Pessaranwendung

B. Corticosteroidgabe

C. Descensusoperation

D. Hormongaben

E. Beckenbodengymnastik

9.014   9.3.2   Fragentyp D

Zu den disponierenden und verursachenden Faktoren einer Urethritis bei der Frau sind zu zählen:

1) Vulvacarcinom

2) Abnorme sexuelle Praktiken

3) Infektiöse Kolpitis und Vulvitis

4) Gonorrhoische Infektion

5) Descensus und Prolaps

Wählen Sie bitte die zutreffende Aussagenkombination.

A. Nur 3 ist richtig

B. Nur 3 und 4 sind richtig

C. Nur 1, 2 und 5 sind richtig

D. Nur 2, 3 und 4 sind richtig

E. Alle Aussagen sind richtig

9.015	9.3.3	Fragentyp C

Die postpartale Beckenbodengymnastik dient der Prophylaxe eines Descensus uteri,

<u>weil</u>

die postpartale Beckenbodengymnastik nur isometrische Übungen beinhaltet.

Antwortenschlüssel

1. Die geschlechtsspezifische Entwicklung der Frau und ihre Störungen

1.001	C	1.032	E	1.063	B
1.002	E	1.033	E	1.064	D
1.003	B	1.034	E	1.065	B
1.004	A	1.035	E	1.066	C
1.005	E	1.036	B	1.067	A
1.006	D	1.037	C	1.068	D
1.007	E	1.038	A	1.069	A
1.008	A	1.039	E	1.070	E
1.009	C	1.040	C	1.071	E
1.010	A	1.041	D	1.072	C
1.011	B	1.042	C	1.073	C
1.012	C	1.043	B	1.074	D
1.013	B	1.044	A	1.075	B
1.014	A	1.045	C	1.076	C
1.015	A	1.046	D	1.077	B
1.016	D	1.047	C	1.078	C
1.017	E	1.048	B	1.079	E
1.018	B	1.049	A	1.080	E
1.019	B	1.050	D	1.081	D
1.020	D	1.051	C	1.082	A
1.021	A	1.052	E	1.083	B
1.022	E	1.053	D	1.084	B
1.023	A	1.054	B	1.085	B
1.024	D	1.055	E	1.086	C
1.025	A	1.056	B	1.087	D
1.026	A	1.057	A	1.088	B
1.027	C	1.058	C	1.089	C
1.028	B	1.059	E	1.090	A
1.029	D	1.060	D	1.091	E
1.030	B	1.061	C	1.092	E
1.031	C	1.062	B		

2. Familienplanung

2.001	E	2.005	A	2.009	B
2.002	D	2.006	E	2.010	B
2.003	B	2.007	E	2.011	A
2.004	D	2.008	E	2.012	C

2.013	D	2.021	A	2.029	D
2.014	B	2.022	D	2.030	D
2.015	C	2.023	D	2.031	D
2.016	B	2.024	C	2.032	D
2.017	A	2.025	D	2.033	B
2.018	C	2.026	A	2.034	E
2.019	A	2.027	A	2.035	E
2.020	C	2.028	B		

3. Schwangerschaft und Risikoschwangerschaft

3.001	A	3.033	B	3.065	E
3.002	B	3.034	A	3.066	C
3.003	E	3.035	A	3.067	B
3.004	D	3.036	A	3.068	E
3.005	E	3.037	B	3.069	C
3.006	C	3.038	D	3.070	D
3.007	E	3.039	B	3.071	B
3.008	B	3.040	E	3.072	D
3.009	A	3.041	B	3.073	C
3.010	A	3.042	D	3.074	E
3.011	B	3.043	B	3.075	D
3.012	D	3.044	C	3.076	A
3.013	E	3.045	C	3.077	B
3.014	C	3.046	B	3.078	A
3.015	D	3.047	C	3.079	A
3.016	D	3.048	C	3.080	E
3.017	B	3.049	D	3.081	B
3.018	D	3.050	C	3.082	E
3.019	C	3.051	A	3.083	D
3.020	D	3.052	B	3.084	E
3.021	B	3.053	C	3.085	A
3.022	D	3.054	D	3.086	E
3.023	D	3.055	D	3.087	E
3.024	E	3.056	D	3.088	E
3.025	C	3.057	E	3.089	C
3.026	E	3.058	A	3.090	A
3.027	D	3.059	A	3.091	A
3.028	E	3.060	B	3.092	B
3.029	D	3.061	A	3.093	A
3.030	C	3.062	C	3.094	D
3.031	A	3.063	B	3.095	E
3.032	D	3.064	C	3.096	E
				3.097	E

4. Schwangerschaftsvorsorge

4.001	B	4.003	C	4.005	C
4.002	D	4.004	C	4.006	A

4.007	C	4.020	A	4.033	C
4.008	C	4.021	A	4.034	D
4.009	C	4.022	D	4.035	B
4.010	A	4.023	B	4.036	C
4.011	B	4.024	B	4.037	D
4.012	D	4.025	C	4.038	A
4.013	D	4.026	A	4.039	B
4.014	D	4.027	A	4.040	A
4.015	D	4.028	E	4.041	D
4.016	B	4.029	A	4.042	E
4.017	A	4.030	C	4.043	B
4.018	E	4.031	D	4.044	C
4.019	B	4.032	A	4.045	C
				4.046	B

5. Geburt und Risikogeburt

5.001	A	5.028	A	5.055	B
5.002	A	5.029	E	5.056	E
5.003	B	5.030	D	5.057	C
5.004	B	5.031	E	5.058	A
5.005	D	5.032	D	5.059	B
5.006	C	5.033	B	5.060	E
5.007	A	5.034	B	5.061	E
5.008	D	5.035	E	5.062	B
5.009	C	5.036	E	5.063	D
5.010	A	5.037	C	5.064	C
5.011	B	5.038	B	5.065	B
5.012	C	5.039	B	5.066	B
5.013	A	5.040	B	5.067	D
5.014	C	5.041	D	5.068	E
5.015	D	5.042	D	5.069	E
5.016	C	5.043	B	5.070	E
5.017	E	5.044	C	5.071	B
5.018	C	5.045	B	5.072	D
5.019	B	5.046	C	5.073	A
5.020	E	5.047	C	5.074	D
5.021	A	5.048	B	5.075	E
5.022	B	5.049	A	5.076	B
5.023	C	5.050	D	5.077	B
5.024	A	5.051	B	5.078	B
5.025	A	5.052	B	5.079	C
5.026	E	5.053	A	5.080	D
5.027	E	5.054	C		

6. Wochenbett

6.001 D	6.015 C	6.029 C
6.002 B	6.016 B	6.030 E
6.003 C	6.017 C	6.031 D
6.004 D	6.018 D	6.032 B
6.005 B	6.019 A	6.033 D
6.006 E	6.020 D	6.034 E
6.007 B	6.021 C	6.035 E
6.008 A	6.022 E	6.036 D
6.009 C	6.023 D	6.037 C
6.010 C	6.024 E	6.038 C
6.011 E	6.025 C	6.039 E
6.012 C	6.026 E	6.040 E
6.013 D	6.027 D	6.041 E
6.014 C	6.028 D	

7. Entzündungen der weiblichen Fortpflanzungsorgane

7.001 A	7.012 A	7.023 C
7.002 E	7.013 E	7.024 A
7.003 C	7.014 B	7.025 E
7.004 C	7.015 C	7.026 D
7.005 D	7.016 C	7.027 D
7.006 E	7.017 C	7.028 A
7.007 C	7.018 C	7.029 B
7.008 B	7.019 C	7.030 E
7.009 C	7.020 D	7.031 E
7.010 B	7.021 E	7.032 B
7.011 C	7.022 B	7.033 E
		7.034 B

8. Geschwülste der weiblichen Fortpflanzungsorgane

8.001 B	8.015 A	8.029 C
8.002 B	8.016 C	8.030 E
8.003 E	8.017 B	8.031 E
8.004 C	8.018 D	8.032 C
8.005 A	8.019 A	8.033 E
8.006 B	8.020 C	8.034 A
8.007 E	8.021 A	8.035 E
8.008 C	8.022 A	8.036 B
8.009 A	8.023 C	8.037 D
8.010 E	8.024 E	8.038 C
8.011 B	8.025 D	8.039 B
8.012 A	8.026 B	8.040 B
8.013 D	8.027 A	8.041 A
8.014 B	8.028 C	8.042 E

8.043	B	8.050	E	8.057	C
8.044	B	8.051	C	8.058	E
8.045	C	8.052	D	8.059	B
8.046	A	8.053	B	8.060	D
8.047	E	8.054	A	8.061	E
8.048	C	8.055	B	8.062	D
8.049	B	8.056	A		

9. Lage- und Haltungsveränderungen der Organe des kleinen Beckens

9.001	C	9.006	E	9.011	E
9.002	E	9.007	E	9.012	A
9.003	A	9.008	D	9.013	C
9.004	D	9.009	B	9.014	E
9.005	E	9.010	E	9.015	C

Examens-Fragen

Zur Überprüfung und Erweiterung Ihrer Kenntnisse

**Examens-Fragen
Innere Medizin**
4. Auflage 1977. DM 28,–

**Examens-Fragen
Kinderheilkunde**
2. Auflage 1978. DM 18,–

**Examens-Fragen
Dermatologie**
3. Auflage 1975. DM 12,–

**Examens-Fragen
Chirurgie**
1978. DM 28,–

**Examens-Fragen
Neurologie**
2. Auflage 1978.
In Vorbereitung

**Examens-Fragen
Psychiatrie**
1974. DM 14,–

**Examens-Fragen
Arbeitsmedizin**
1973. DM 14,–

**Examens-Fragen
Rechtsmedizin**
1976. DM 18,–

**Examens-Fragen
Pathologie**
2. Auflage 1976. DM 16,–

**Examens-Fragen
Pharmakologie und
Toxikologie**
2. Auflage 1976. DM 19,80

**Examens-Fragen
Anaesthesiologie–
Reanimation–
Intensivbehandlung**
1974. DM 14,–

Preisänderungen vorbehalten

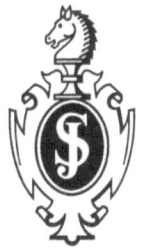

Springer-Verlag
Berlin
Heidelberg
New York

Für den zweiten Abschnitt der ärztlichen Prüfung

Allgemeine und spezielle Chirurgie. Herausgeber: Allgöwer. 3. Auflage 1976. DM 48,-

Boenninghaus: **Hals-Nasen-Ohrenheilkunde für Medizinstudenten.** 4. Auflage 1977. (HT 76) DM 18,80 Basistext

Chusid: **Funktionelle Neurologie.** 1978. DM 58,-

Dubin: **Schnell-Interpretation des EKG.** 2. Auflage 1977. DM 38,-

Greither: **Dermatologie und Venerologie.** 3. Auflage 1978. (HT 113) DM 16,80 Basistext

Heberer/Köle/Tscherne: **Chirurgie.** 1977. (HT 191*) DM 36,- Basistext

Idelberger: **Lehrbuch der Orthopädie.** 3. Auflage 1978. DM 48,-

Kinderheilkunde. Herausgeber: von Harnack. 4. Auflage 1977. DM 39,-

Knörr/Beller/Lauritzen: **Lehrbuch der Gynäkologie.** 1972. DM 44,-

Leydhecker: **Grundriß der Augenheilkunde.** 19. Auflage 1976. DM 48,-

Nasemann/Sauerbrey: **Lehrbuch der Hautkrankheiten und venerischen Infektionen.** 2. Auflage 1977. DM 48,-

Pichlmayr/Grotelüschen: **Chirurgische Therapie.** 1978. DM 78,-

Piper: **Innere Medizin.** 1974. (HT 122) DM 19,80 Basistext

Poeck: **Neurologie.** 5. Auflage 1978. DM 48,-

Schulte/Tölle: **Psychiatrie.** 4. Auflage 1977. DM 42,-

Unfallchirurgie: Von Burri et al. 2. Auflage 1976. (HT 145) DM 19,80 Basistext

Für den dritten Abschnitt der ärztlichen Prüfung

Bässler/Fekl/Lang: **Grundbegriffe der Ernährungslehre.** 2. Auflage 1975. (HT 119) DM 18,80 Basistext

Curran: **Farbatlas der Histopathologie.** 3. Auflage 1975. DM 64,-

Curran/Jones: **Farbatlas der makroskopischen Pathologie.** 1976. DM 78,-

Habermann/Löffler: **Spezielle Pharmakologie und Arzneitherapie.** 2. Auflage 1977. (HT 166) DM 21,80 Basistext

Interne Notfallmedizin. Von Junge-Hülsing et al. 2. Auflage. 1977. DM 38,-

Lehrbuch der Anaesthesiologie, Reanimation und Intensivtherapie. Herausgeber: Benzer/Frey/Hügin/Mayrhofer. 4. Auflage 1977. DM 168,-

Medizinisch und wirtschaftlich rationale Arzneitherapie. Herausgeber: Kewitz. 1978. DM 38,-

Scheurlen: **Systematische Differentialdiagnose innerer Krankheiten.** 1977. (HT 188*) DM 19,80

Therapie innerer Krankheiten Herausgeber: Buchborn et al. 3. Auflage 1977. DN 68,-

Preisänderungen vorbehalten

HT = Heidelberger Taschenbücher

* = Begleittext zum Gegenstandskatalog

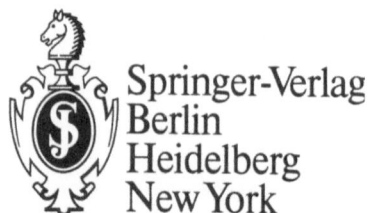

Springer-Verlag
Berlin
Heidelberg
New York

Zu jeder Aufgabe werden 5 mögliche Antworten A-E angeboten, von denen nur eine zutrifft. Jeder Kandidat soll in der Prüfung auch dann eine der 5 Antworten A-E ankreuzen, wenn er die richtige Lösung nicht kennt. In diesem Fall besteht immerhin die Chance 1:5, aus den vorgegebenen Antworten die richtige zu raten.

Fragentyp A = Einfachauswahl
Auf eine Frage oder unvollständige Aussage folgen 5 Antworten oder Ergänzungen, von denen eine einzige auszuwählen ist und zwar:
bei Typ A 1: die einzig richtige
bei Typ A 2: die beste von mehreren möglichen
bei Typ A 3: die einzig falsche
Typ A 1 ist der Grundtyp.
Wenn nach der „besten" oder einzig falschen Antwort gefragt wird, so geht dies aus dem Aufgabentext ausdrücklich hervor.

Fragentyp B = Aufgabengruppe mit gemeinsamem Antwortangebot (Zuordnung)
Jede Aufgabe besteht aus
a) einer beliebigen Anzahl von numerierten Begriffen, Fragen oder Aussagen (= Aufgabenliste = Liste 1).
b) 5 durch die Buchstaben A-E gekennzeichneten Antwortmöglichkeiten (= Liste 2).
Eine Fragengruppe enthält so viele - einzeln bewertete - Aufgaben, wie die Aufgabenliste Punkte hat.
Zu jeder numerierten Aufgabe ist die Antwort A-E auszuwählen, die für zutreffend gehalten wird. Jede Antwortmöglichkeit kann einmal, mehrmals oder überhaupt nicht als Lösung vorkommen.

Fragentyp C = kausale Verknüpfung
Dieser Aufgabentyp besteht aus zwei durch das Wort „weil" verknüpften Feststellungen.
Jede der beiden Feststellungen kann unabhängig von der anderen richtig oder falsch sein. Wenn sie beide richtig sind, kann die Verknüpfung durch „weil" richtig oder falsch sein.
Bitte kreuzen Sie die Antwort A-E an, die nach Ihrer Meinung die beiden Feststellungen und ihre Verknüpfung richtig beurteilt:

Antwort	Feststellung 1	Feststellung 2	Verknüpfung
A	richtig	richtig	richtig
B	richtig	richtig	falsch
C	richtig	falsch	–
D	falsch	richtig	–
E	falsch	falsch	

Fragentyp D = Antworten mit Aussagenkombinationen
Auf eine Frage oder unvollständige Aussage folgen numerierte Begriffe oder Sätze, von denen einer oder mehrere zutreffen können. Für jede Aufgabe nach Typ D werden 5 Kombinationen der numerierten Aussagen vorgegeben.
Aus diesen mit den Buchstaben A-E gekennzeichneten Antworten wählen Sie bitte die Aussagenkombination aus, die Sie für richtig halten.

Fragentyp E = Fragen mit Bildmaterial
Bei diesem Aufgabentyp enthalten die Aufgaben Bildmaterial (graphische Darstellungen, Tabellen, Röntgenbilder usw).
Die Aufgaben selbst können nach Typ A (= Einfachauswahl), Typ B (= Aufgabengruppe mit gemeinsamem Antwortangebot), Typ D (= Aussagenkombinationen) konstruiert sein.

Fragentyp F = Aufgabengruppe mit Fallbeschreibung
Es wird eine charakteristische Fallbeschreibung gegeben. Daran schließen sich Fragen - meist nach Typ A - an über
1. Benennung des vorliegenden Krankheitsbildes,
2. Angabe der sofort erforderlichen ärztlichen Maßnahmen,
3. Benennung von diagnostischen Maßnahmen, die zur definitiven Abklärung der Diagnose führen können,
4. Prognose des Krankheitsbildes.

MIX
Papier aus verantwortungsvollen Quellen
Paper from responsible sources
FSC® C105338

If you have any concerns about our products,
you can contact us on
ProductSafety@springernature.com

In case Publisher is established outside the EU,
the EU authorized representative is:
**Springer Nature Customer Service Center GmbH
Europaplatz 3, 69115 Heidelberg, Germany**

Printed by Libri Plureos GmbH
in Hamburg, Germany